头发 *Hair defense*
保卫战

解码头皮生态力

黄琇琴　著

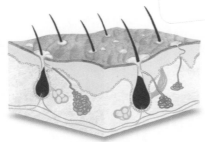

中国轻工业出版社

敬献给我最挚爱

无法再见的父亲和依然守护我们的母亲

翻开本书的读者，

你正在参与国际最具前瞻性的头皮养护新革命

前言

头皮健康，
才是解决毛发问题的根本之道

细胞分子生物学是我常年研究的主题，在一个细胞中看见整个生命体的缩影，里面发生的每一项微妙生化反应都令我着迷，不禁赞叹造物主的神奇。实验室仿佛就是千变万化的游戏间，投入的数十年寒暑只是人生一瞬，钻研细胞之谜至今仍叫我流连不已，我深知自己穷尽毕生之力，也无法解其奥秘于万一。

引我进入养发、黑发研究的关键性转折，始自一项以乳铁蛋白修复烧烫伤皮肤的实验计划。从结论来说，实验非常成功，小白鼠的皮肤伤口漂亮地复原了，上司看到的角度却是伤口皮肤上的毛发长出来了。也就是说，乳铁蛋白不仅可以促进皮肤的修复力，还可能启动毛发再生。为了探讨其中的可能性，我就这样一路走下来。

诚如我在另一本著作《WOW COW细胞复原力！发现抗白的毛囊再生密码》的序言中所强调的那样，"复原力无限启动，就靠细胞了"。我们在乳铁蛋白中，发现了关键多肽，它是细胞语言沟通专家，通过它唤醒毛囊细胞的再生能力，可以在完全不使用任何药物的情况下逆转脱发、白发。

随着第一本书的面世，黑发产品也获得了多个国际奖项的肯定，消费者和读者的反馈如雪片般纷至沓来，我才发现原来很多人有一箩筐的头皮烦恼。我们都明白"皮之不存，毛将焉附"的道理，就像植树、种庄稼必须先养土，没有养好健康的头皮，一味在毛发上着力，只是追求表象，终不长久。所以我的探索，将从一个毛囊的世界走出来，向外扩及毛囊所在的头皮，唯有头皮健康，才是根本解决之道。

症状治疗，无法还给头皮一个健康的生态环境

从读者回馈中得知很多人受困于头皮烦恼后，我开始大量研读国际相关研究文献，埋首于解析各家纷繁的实验报告，进而深刻领悟到：每个人的专业领域不同，钻研内容不一。专精于酶研究的人，见到的是酶的问题。在蛋白质领域一门深入的人，见到的是多肽的问题。大家各自看到不同的问题，说法都有见地，但不是唯一的解答，因为人体是何其庞大且精密的有机体，不能片面分割、单一归因，所以我认为解决头皮烦恼，需要更全面的宏观视野。

从研究的观点来看，反复发生的恼人头皮屑、敏弱头皮、脂溢性皮炎、毛囊炎等表现不一的各种头皮炎症反应，牵涉的问题广泛而复杂，层层交叠、环环相扣、互为因果，缺乏可单一针对处理的对象。不像秃发、白发，可明确针对毛囊内的相关细胞加以处理。

然而，对于不堪其扰的头皮问题，很多人不明白为什么越常洗头，就越容易出油？头皮为什么痒个不停？用了去屑洗发水，还是

没办法改善"雪花片片"的尴尬境地？为什么正值青壮年，就已经头发难留？为什么染发频率变得越来越高……

上述诸多问题，目前大众的认知都还停留在"症状治疗"的层面，出油太过就控油、抑油，如有脱屑、角质太厚就去角质，出现炎症反应就杀菌、抑菌、抗炎等，几乎都只能做到症状控制，而头皮屑、头皮发红，用药后短时间内可以看到改善，但是很容易再度复发，无法有效根治。原因就在于，症状控制无法还给头皮一个健康的生态环境。过去的研究专注在活性氧分子（ROS）对人体细胞造成的伤害，已知皮肤组织炎症、老化无不与活性氧分子有关。包含过氧化氢、自由基在内的所有容易氧化的物质，都会生成活性氧分子，伤害头皮与毛囊健康。不过这些对于解释头皮问题仍然不够全面，科学家直到近几年才发现，原来头皮上的微生物与肠道菌群的原理一样，好坏菌都要维持生态平衡。

因此，我试图从头皮细胞的生理特性（组织结构），以及头皮上生生不息的共生菌（微生物菌落）入手，研究这个健康互动、共筑平衡的"生态圈"，找出解决各种头皮问题的终极方法。我写第二本书的初衷，就是希望分享完整且正确的头皮知识，就是要大家懂得和自己头皮的相处之道。拥有头皮健康生态虽然没有捷径，但也不是什么难事，只是将头皮知识与爱护秀发的心思，化为保护头皮的行动力而已。

解决头皮问题不难，找对方法就可以

旧观念 ⟶ **出油太过**

▼

控油、抑油

旧观念 ⟶ **脱屑、角质太厚**

▼

去角质（症状改善可控制）→ 一段时间后症状复发 → 恶性循环

旧观念 ⟶ **炎症反应**

▼

杀菌、抑菌、抗炎

头皮组织（角质层、皮脂腺、毛囊）+ 微生物菌落

▼

新观念 ⟶ **共生平衡**

→ 解决根源 → 症状消失，再现乌黑秀发

▼

生态圈共好与平衡，头皮恢复健康

作者序

头皮健康的关键!
打造头皮共好生态

从毛发再生一路研究到黑色素再生长黑发,钻研至今已超过15年。了解得越多,越觉得头皮的构造真是比想象中复杂太多了,不管是生发或是黑发,这个主题研究的对象,主要是位于头皮之下的毛囊。至于头皮和头皮以上,又扮演什么角色,我一直没有深入探讨,直到2016年,看到一本外文书《10% human》,中文书名为《10%的人类》,给了我很大启发。

作者提到我们人体组成中,有90%的比例是微生物,包括细菌跟真菌。这些微生物自古以来就和人类共生,影响人体功能的运作,人体的许多疾病都和与我们共生的微生物息息相关,一旦微生物出了问题,连带我们的身体功能也会受到影响。

我们的头皮好比地球,而数量庞大的微生物,就像是居住在地表上的原住民,这些原住民取之于大地、用之于大地,再回归大地,生生不息,维持一个良好的生态平衡。依照《10%的人类》这本书的逻辑,如果头皮出现种种状况,例如:瘙痒、头皮屑过多、脂溢性皮炎等,就有可能是菌群失衡了,有趣的是,为什么这些菌

黄琇琴 细胞分子生物学博士
学历：台湾清华大学生物科技研究所博士
经历：台湾农业科技研究院 / 台湾动物科技研究
　　　所研究员
　　　普力德生物科技股份有限公司总经理
　　　德阳生物科技创投股份有限公司副研究员

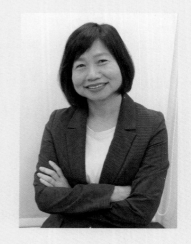

群会失衡？若是让这些菌群平衡回来，是否不用药物，头皮问题就解决了？

　　同时，在我的第一本书《WOW COW细胞复原力！发现抗白的毛囊再生密码》的几场发表分享会中，有些长辈坐着轮椅，特地到现场向我询问：常常会头皮发痒，问我有什么建议的产品可以擦。让我感受到解决问题的急迫性，过去只是很笼统地将头皮瘙痒归类为敏感，但对于年纪大的人而言，头皮的状况可能又是另外一回事，有可能是属于头皮老化造成的干痒……

　　于是，我开始认真思考，头皮和头皮以上，究竟会发生哪些事？我仍然是用细胞的角度来看事情，头皮由不同成熟度的角质细胞所组成，而老化死亡的角质细胞构成角质层形成最外层的屏蔽，直接和微生物互动，而互动的过程中又有皮脂细胞所组成的皮脂腺参与其中。这个过程中，影响它们互动的内外在因素是什么？是如何出现问题的？凶手是谁？梳理的过程很像侦探正面对命案现场，抽丝剥茧的推理及通过实验验证的过程，非常有趣。

了解上述这些，最终目的无非是要解决恼人的头皮问题，利用我们设计的多肽解决头皮上的种种困扰。

本书的重点，不仅是要告诉大家出现头皮痒、头皮屑及其他头皮问题该如何处理，更是希望通过本书提供另外一个观点：让大家了解"头皮是个生态系统"，提醒大家，视野不要只是专注在我们出现的症状，而是要关注整个头皮"生态系统的所有居民"，思考如何营造一个"友善共好"的环境，这样才能真正解决恼人的头皮问题。

此外，之后也想邀请大家和我一起来个验证之旅，通过头皮微生物基因及头皮代谢物的分析，来了解微生物的组成变化，随着头皮状态和外在环境，例如气温、使用产品等，让已经出现问题的人，通过采取更友善的方式，借由科技研发出来的各种功能性多肽，让头皮上不同的细胞和微生物之间能互相沟通对话，最终达到重建健康头皮的目的。

目录

PART 3 ｜ **头皮自救标准操作程序**
头皮自己救，避免头皮老化这样做

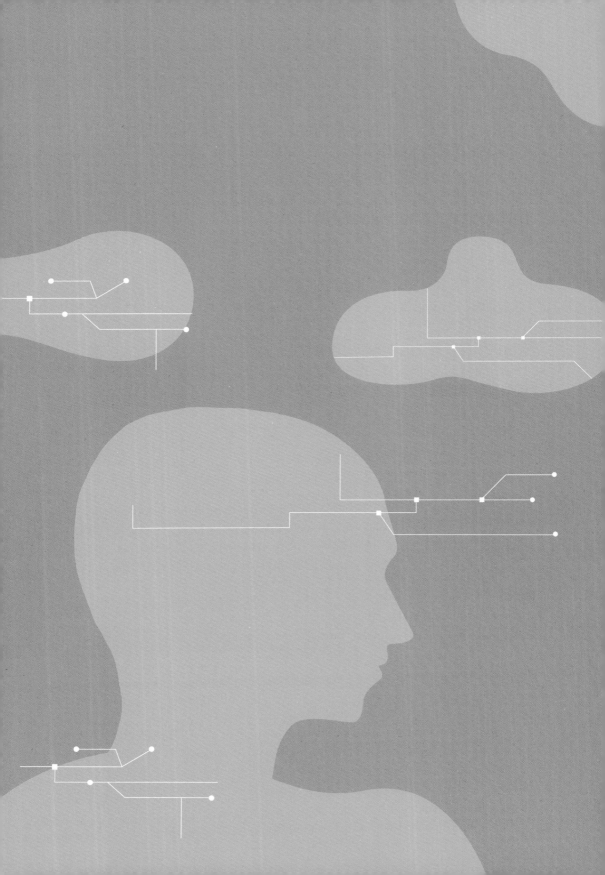

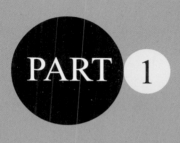

PART 1

共筑友善头皮生态圈

掌握头皮健康生态法则3-3-3，帮你生发、乌发

头皮上的"菌群平衡力"与"皮脂膜防御力"

及"组织复原力"这三项健康力

是实践头皮健康生态共好的新观念；

更深入地探究主导头皮健康的3个关键因素——

角质层、皮脂腺、毛囊，

这些是我们团队发现启动头皮复原力的关键密码；

再配合头皮采取3个行动力：

"减法力""检视力""简单力"，

要拥有惊人的乌黑秀发，绝非难事！

细胞专家教你养护头皮生态圈新观念

要打造一个具有复原力的健康头皮生态，必须具备3项建构头皮健康生态的观念与3个头皮组织知识，这是迄今许多皮肤科专家、专业美发从业者等都鲜少涉猎的领域，即使有谈及，也只是点到为止。

3项头皮健康新观念，我称为头皮健康生态力——"头皮菌群平衡力""皮脂膜防御力"及"组织复原力"，也就是头皮的角质层、皮脂腺、毛囊三者主导了头皮健康的关键。

当头皮组织的角质层、皮脂腺、毛囊这三者处于良性互动的状态，会让头皮的皮脂膜完整锁水、头皮结构完整、头皮的菌群平衡，这就是最健康的头皮生态。

我认为唯有分享完整的头皮知识，让大众建立起明辨真伪的判断力，就不用再一一告诫什么能做，什么不能做，大家在生活中自然而然就会善待头皮。

根据多年研究头皮细胞的经验，本书提出最易懂的"头皮健康生态法则"，那就是3个头皮基础健康力、3个头皮关键组织力、3个友善头皮行动力。

当大家都具有"头皮健康生态法则3-3-3"的这些观念与知识时，就会理解角质层、皮脂腺与毛囊这三个组织之间的平衡稳定是如此重要，而唯有这三个关键组织相安无事时，才能发挥菌群平衡力、皮脂膜防御力与组织复原力，建构健康的头皮生态圈，如此一来，我们的头皮才可能安享"太平盛世"，才能摆脱过去狭隘的对症治疗，并解决长年不见其效却又不断复发的苦恼！

"头皮健康生态法则3-3-3"这个新观念，就是启动头皮复原力的终极密码，也是我们团队站在细胞生物视角，所发现的头皮健康原动力。

头皮健康生态法则 3-3-3

3 个头皮基础健康力

健康力 ① →菌群平衡力→最天然的护发大队

健康力 ② →皮脂膜防御力→头皮最轻薄贴身的防护衣

健康力 ③ →组织复原力→头皮快速复原的最强后盾

3 个头皮关键组织力

关键组织 ① →角质层保水力→捍卫头皮老化最强防线

关键组织 ② →皮脂腺顺畅力→形成头皮抗菌、抗老化最佳功臣

关键组织 ③ →毛囊再生力→活化毛发生长，逆转秃发、白发

3 个友善头皮行动力

减法力 ① →友善头皮第一步

检视力 ② →选择养护头皮产品必备知识

简单力 ③ →维护健康头皮要素

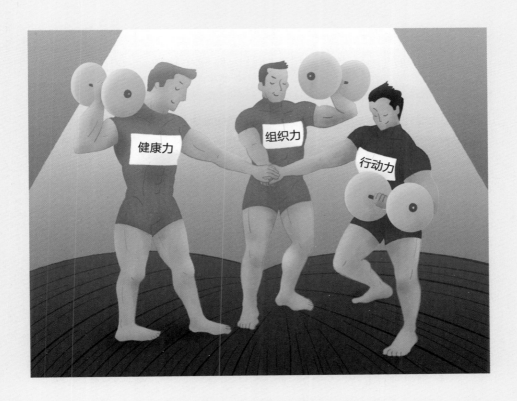

头皮健康生态力（一）：菌群平衡力——最天然的护发大队

人类微生物菌落称为正常菌群。这些共生微生物数量是我们全身细胞总数的10倍之多，粗略估计人体微生物约有160兆，这惊人的数字足以让大家理解到它们才是绝对多数。这些微生物与人类在长期进化过程中形成共生关系，对人体无害，甚至还发挥着重要的作用。

我们的每一寸皮肤上，随时生存着数十万至数百万之多的微生物，包括细菌、真菌、病毒及属于节肢动物的螨虫。而头皮上的毛发就像一座茂密的森林，它们与头皮细胞的生命活动息息相关，形成一座热闹的微生物乐园。

热闹的头皮微生物群，也有它们的生存法则。诚如美国微生物学家玛葛莉丝（L. Margulis）所说："大自然的本性厌恶任何生物独占世界，所以地球上绝对不会有单独存在的生物。"

连同头皮在内的皮肤表面，也存在着无数的微生物，通过微生物的进食及代谢，甚至微生物的生生灭灭，保持着头皮部位动态的菌群平衡，进而维系着头皮的健康。微生物会根据我们头皮的生理状态，互有消长，很难定义谁好谁坏。在稳定状态时，会和头皮和平共处、互取其利，一旦某种细菌大量繁殖、打破平衡时就会变成对身体有害的菌群，如同水一旦泛滥就会溃堤成灾。最后，年龄、社会因素、饮食、压力、卫生习惯、药物，以及睡眠、饮酒、生活作息、过度染烫等生活习惯，都会影响菌群平衡。

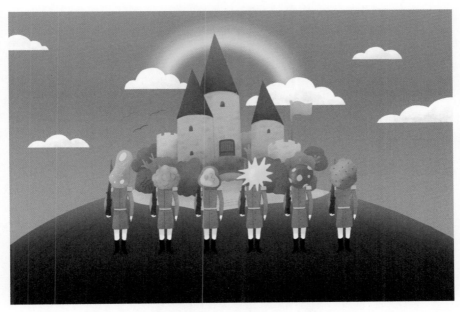

头皮上的微生物群会根据我们头皮的生理状态，互有消长。在稳定状态时，与头皮和平共处、互取其利，一旦某种细菌大量繁殖、打破平衡时就会变成对身体有害的菌群，稍有不慎，头皮问题就出现了，因此，保持菌群平衡是最好的护发大队呢

影响头皮菌群平衡力的 8 个因素

下面为大家逐一解析影响头皮菌群平衡的8个因素。

1. **遗传基因**：每个人基因不同，头皮的代谢产物会有差异，呈现的菌群种类也有差异。此外，对于微生物所产生的代谢物，不同个体间的感受性不同，每个人头皮所产生的反应也就不同。

2. **年龄**：年龄越小油脂分泌越旺盛，反之上年纪的人油脂分泌少，靠吃油脂为生的菌群组成也会不同。

3. **社会交往**：家人朋友间互动接触，共同的饮食与生活习惯，菌群也会互相感染影响。

4. **饮食**：吃进去的食物会影响身体的代谢，代谢的产物会影响菌群的组成。

5. **压力**：身体面临压力时，会影响相关激素的分泌，造成身体代谢产物的改变，进而改变菌群数量。

6. **卫生习惯**：过度洗净或不常洗头，都会造成头皮菌群失衡，衍生头皮问题。

7. **药物**：身体出现问题、服用药物时，通过身体的代谢会间接改变皮肤的菌群。若是因为头皮问题直接擦拭药物，尤其是涂抹含抗生素或类固醇等药物，更会直接引起头皮菌群失衡。

8. **生活方式**：睡眠、饮酒、生活作息、过度染烫等行为都是影响菌群平衡的重要因素。

影响头皮菌群平衡的因素

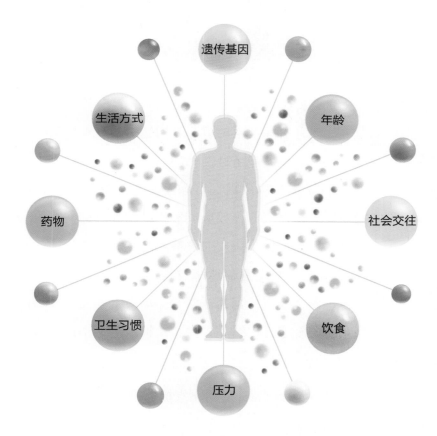

遗传基因

生活方式

年龄

药物

社会交往

卫生习惯

饮食

压力

头皮健康来自微生物群的平衡

微生物的生生灭灭，不管进食或代谢，都不时保持着动态的菌群平衡，进而维系头皮的健康。

刺激和炎症

健康的头皮是菌群平衡的基础，此时的头皮会分泌有利于维持正常菌群的营养物质，这些微生物也会利用这些养分代谢成有利于维系头皮健康的物质，彼此产生良性循环。一旦头皮受到外力因素影响，造成角质层受损，头皮就会释放不利于正常菌群生长的物质，使正常的菌群失衡，进而释放造成头皮刺激和炎症的物质，引发各种头皮问题。例如：健康头皮的菌群，限制性马拉色菌、金黄色葡萄球菌菌数较低、表皮葡萄球菌数较高。反之，若是失衡状态，限制性马拉色菌、金黄色葡萄球菌就会增多，表皮葡萄球菌数就会减少。当角质层复原、皮脂膜正常，菌群就会又平衡回来，头皮自然健康。（参照第29页图）

外力因素

外力会造成角质层破损，进而产生炎症反应。外力因素有三种：①物理性：刮伤、抓伤；②化学性：紫外线、PM2.5；③生物性：外来病原菌。

微生物群的生灭消长决定头皮健康度

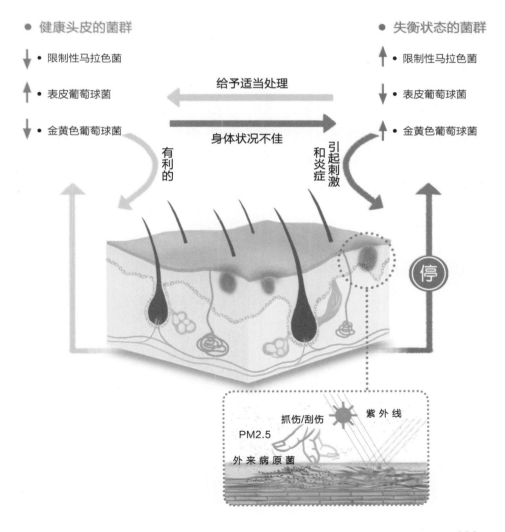

● 健康头皮的菌群

- ↓ 限制性马拉色菌
- ↑ 表皮葡萄球菌
- ↓ 金黄色葡萄球菌

给予适当处理

身体状况不佳

有利的

● 失衡状态的菌群

- ↑ 限制性马拉色菌
- ↓ 表皮葡萄球菌
- ↑ 金黄色葡萄球菌

引起刺激和炎症

停

抓伤/刮伤　紫外线

PM2.5

外来病原菌

头皮上的正常菌群，吃喝拉撒都有贡献

除了生态系统供应链的奥秘之外，截至目前，科学家发现光是常住皮肤的微生物就有20种以上，微生物数量也高达数百亿，而头皮仅仅是皮肤的一部分，头皮的正常菌群当然也囊括其中，而且就居住在最表层的1毫米左右。

很多人应该会很好奇，住在头皮上的这些微生物群，平时都吃什么来维生呢？头皮正常菌群可不像肠道菌那么好命，能大快朵颐那么多食物，以我们的眼光看来，它们吃得很寒酸，因为头皮正常菌群的食物，来自我们人体不需要的角质细胞、汗水和头皮分泌的油脂等老旧废弃物，而这些正好是头皮正常菌群的食物来源。

反过来说，当头皮正常菌群消化分解后，它们的新陈代谢废弃物最后形成脂肪酸和脂肪酶，这些你以为没用的代谢产物，恰恰就是头皮最需要的天然保湿成分，能为皮肤增添防御力，并且有助于减缓紫外线伤害。

这些头皮上的微生物，向我们展现出了和谐共生的生态戏码，这样友好的生态系统奥秘，是不是令人非常赞叹！

人体和微生物的共生滋养

人体皮脂、汗水、角质等老旧废弃物
↓
吸收成
头皮正常菌群的食物
↓
消化、分解
形成人体皮肤最需要的天然保湿成分

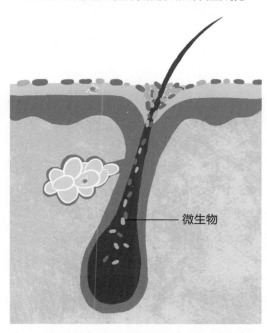

头皮微生物，多半分布在头皮、毛孔及毛囊附近

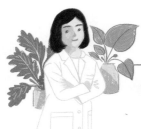

细胞分子生物学博士的
头皮健康"扫盲"

头皮住了哪些邻居，
决定你的毛发好坏

前面曾经提过，头皮正常菌群约有20多种，最具代表性的有葡萄球菌、痤疮丙酸杆菌、马拉色菌等三大菌属，简单介绍如下。

一、葡萄球菌属

典型的有两大类，分别是表皮葡萄球菌和金黄色葡萄球菌。

- 表皮葡萄球菌：是存在于人体表皮、阴道等部位的球菌，堆聚成葡萄串状，所以命名为表皮葡萄球菌。对人体皮肤适应性极佳，分解皮脂、汗垢以后分解发酵为甘油，在皮肤表面形成滋润的保湿膜，防止外部刺激物质入侵。这一弱酸性脂肪酸，还能预防病原菌繁殖。

- 金黄色葡萄球菌：普遍存在于人体鼻腔、咽喉、头发和皮肤等部位，也会大量聚集在炎症或化脓的伤口上，但平时并不会引发身体不适。

二、痤疮丙酸杆菌属

栖息在毛孔入口周边，以皮脂为食，并将其分解为脂肪酸，与表皮葡萄球菌一样具有制造肌肤屏障的益菌功能，使皮肤经常保持健康的弱酸性。但是当它过度繁殖，就可能阻塞毛孔形成痤疮，也就是俗称的"青春痘"。

三、马拉色菌属

自然存在于人和动物皮肤上的真菌，以皮脂为食，并将其分解为脂肪酸，与表皮葡萄球菌一样，具有制造肌肤屏障的益菌功能。马拉色真菌属原本是不会致病的，可是在一些特殊因素诱发下，会造成头皮炎症、头皮屑及脂溢性皮炎。

值得一提的是，科学家发现表皮葡萄球菌是皮肤癌的新克星，如果创建出适合表皮葡萄球菌居住的环境，就可以帮助我们有效抵御其他细菌所造成的皮肤、血管的炎症反应。

皮肤上的痤疮丙酸杆菌和表皮葡萄球菌，可通过产生不同的抗菌分子，扮演抑制化脓性链球菌和金黄色葡萄球菌等病原菌生长的角色。痤疮丙酸杆菌甚至可抑制抗药性金黄色葡萄球菌的生长。它的作用机制是将皮脂腺分泌的脂质转化成具有抗菌功能的脂肪酸，同时促进嗜脂性酵母菌包括马拉色菌的生长；而表皮葡萄球菌则可以让微生物的细胞膜渗漏，并进一步协同皮肤细胞制造抗菌多肽，以抑制细菌数量。另外，有些保养品从业者也在积极研发，想要将表皮葡萄球菌注入皮肤护理产品和防晒霜中。

头皮正常菌群是天然的护发大队

头皮正常菌群除了靠人体代谢后的角质细胞、汗水、皮脂等老旧废弃物维生之外，它们在消化食物的过程中，还做出了两大贡献。

其一，分解容易引起细胞炎症的活性氧化物。

其二，形成能防止病原体入侵的生物膜，并分泌多种防止有害微生物滋生的物质，同时达到保护皮肤、预防过敏的功能。

最后，值得一提的是，头皮正常菌群产生的代谢物，成分复杂又多样，包括小分子的生物素、油脂、多肽、维生素等，而且其中的多肽、B族维生素群、某类氨基酸或脂肪酸等，很多都是人体细胞无法制造的。

头皮正常菌群代谢所产生的脂肪酶和脂肪酸，具有强大的抗菌功能，可提升头皮防御力。它们还会参与头皮和毛囊细胞的发育，并且能够促进头皮新陈代谢，维持适当皮脂量，以对抗各种毒素、过敏原及病毒，形成头皮的营养和保护层，可以说是最天然的护发大队。看完上述头皮正常菌群的功能，真令人赞叹、啧啧称奇呀！

头皮正常菌群代谢产物的运作方式

 1 头皮正常菌群分解头皮皮脂

 2 分解产生代谢物：脂肪酶和脂肪酸

促进头皮
新陈代谢

具有抗菌力
对抗各种毒素

 3 形成头皮的营养和保护层

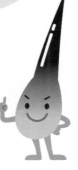

每天做好养菌三件事，头皮健康如新

• 第一件事：注重头皮保湿

表皮葡萄球菌对水分特别敏感，保水性良好的健康角质层有助于稳定表皮葡萄球菌的生长。而适当运动刺激发汗，也可以抑制金黄色葡萄球菌，并且营造适合表皮葡萄球菌居住的环境。

• 第二件事：体表温度维持在 30℃左右

皮肤正常菌群居住在皮肤最表层的1毫米左右，所以对外界温度的变化十分敏感，而30℃左右是有利于表皮葡萄球菌、痤疮丙酸杆菌和限制性马拉色菌生长的温度。因此，天冷时要戴帽子、围巾保暖，天热时及时擦汗散热，都是有利于改善头皮菌群的保养方法。

• 第三件事：每周的头皮休息日

凡是使用于头皮上的产品，无论是各种植萃精油还是美容美发产品，其内含的油脂、蛋白质或杀菌防腐剂，都会影响头皮菌群，带来或好或坏的改变。发胶、发膜这类美发产品，会对头皮的呼吸与菌群产生一定负担，天天使用不仅堵塞毛孔，还会破坏正常菌群的生态。如果用的是杀菌、去油、去污力强的洗发水，也可能会在无意间造成头皮伤害，所以建议每周至少给头皮1~2天的休息日。

头皮微生物平衡共生

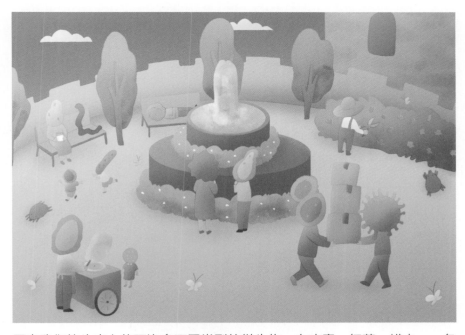

原来我们的头皮上住了许多不同类型的微生物，有病毒、细菌、螨虫……各有存在的意义，没有好坏之分，只有大家和平共处才能滋养头皮。因此，我们对于头发的照护就显得尤为重要，过多的染、烫、护发行为都会破坏头皮菌群的数量，造成菌群失衡，引发头皮过敏、红肿、头皮屑、异常掉发等

菌群比例失衡，
异常脂溢、头皮屑纷纷来报到

覆盖着浓密毛发的头皮环境，相较于身体其他部位的皮肤较为高温潮湿，微生物的种类更复杂。一旦外在环境或身体状况出现改变，例如季节交替、饮食作息变化等，都可能影响头皮上的微生物菌群消长，引发头皮问题。

在所有可能影响微生物平衡的因素里，杀伤力最强的就是紫外线，所以防晒是必要的。过量的酒精、营养摄取不足等，都会影响微生物的平衡。也就是说，人体如果因为免疫力降低、特定疾病、不当清洁或环境因素的变化，满足了某一类正常菌群的生长条件，它们就会大量繁殖，破坏菌群平衡。

当头皮菌群处在不平衡的情况下，过多的代谢物很可能造成"环境污染"，激活免疫细胞造成炎症，扰乱角质细胞的代谢周期，导致头皮过敏、干燥或油腻、发炎、病态性头皮屑……也会让毛囊萎缩、发丝干枯、异常掉发，甚至有的代谢脂质会造成头皮脂溢、毛孔堵塞导致毛囊炎等。总体来说，头皮正常菌群的代谢产物对人体好处多多，但如果让其中某一种处于优势状态，就会导致头皮菌群失衡。

头皮状况影响微生物的案例

一般光源拍摄下　　　　　　紫外光源拍摄下

未使用

使用 45 天

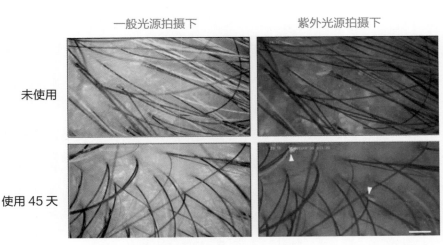

此图是使用乳铁蛋白多肽-Lf13的受试者头皮，其角质修复及人体共生菌痤疮丙酸杆菌丛增加的情形。图为50倍毛发镜的拍摄照片。70岁女性受试者的头皮，在一般光源及紫外光源拍摄下，呈现角质层脱落、掀起的状态（上排图左、右）

使用45天乳铁蛋白多肽-Lf13后，通过毛发镜照片可发现角质变得较平整（下排图左、右）；紫外光源下更可观察到痤疮丙酸杆菌的红色代谢物（白色箭头所指）。图示比例尺代表0.1厘米。表示角质层修复后，变得较适合痤疮丙酸杆菌生存，换言之，该菌可以作为判断角质是否受损的指标菌举例而言，2017年一项针对大约100位韩国人的研究发现，健康头皮和出现头皮屑或是脂溢性皮炎的头皮，其细菌和真菌的菌群差别很大，有趣的是，过去认为头皮疾病相关的生理症状多半是由真菌造成，而现在通过最新的研究技术发现，关键元凶可能是细菌。

该研究可以观察到，葡萄球菌占比升高往往与头皮疾病的相关性较大，而痤疮丙酸杆菌的存在比例与正常头皮有关。

另一项针对中国人的头皮研究也显示，细菌和头皮屑的严重性相关较大，甚至建议提高痤疮丙酸杆菌数来抑制葡萄球菌，以缓解头皮屑。这一研究结论颠覆了马拉色菌（真菌）是造成头皮屑的元凶这一理论。

不论真相如何，科学界目前的共识都认为，头皮细菌和真菌的失衡可能是造成头皮屑和脂溢性皮炎的主因。也就是说，与其使用抗生素或抗真菌剂杀灭特定正常菌群，不如寻求共生菌之间的比例平衡，这才是治疗头皮问题的根本。

头皮菌群失衡状态

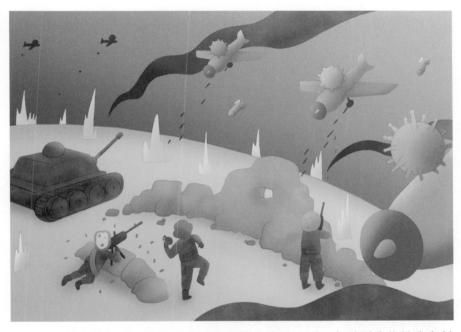

一旦遇到外来物入侵头皮，头皮的皮脂膜产生破口时，各种微生物的生存基地受到干扰，警报响起，大家群起发动地盘捍卫战。失衡状态越严重，头皮问题越多

头皮健康生态力（二）：皮脂膜防御力——头皮最轻薄贴身的防护衣

皮脂膜位在皮肤角质层的表面，由于每个人的生理条件不同，皮脂膜的成分、厚薄也不一样，连同定居在上面的菌群和菌株也都有些微的差异。具体来说，人体四肢的皮脂膜厚度相对较薄，一般小于0.5毫米，脸部等皮脂腺丰富的部位，厚度可超过0.5毫米。皮脂膜的密度在身体各部位也有很大差别，腿部的皮脂膜密度比较低，大约是1.0微克/平方厘米，脸部的皮脂膜密度可以高达189.0±42.7微克/平方厘米。

人体自产自用的皮脂膜是怎么来的

皮脂膜是由皮脂腺分泌出的脂质（皮脂）、正常菌群（微生物群）、角质细胞分泌出的脂质与崩解脱落的角质细胞，以及汗腺分泌出的汗液这四种来源所构成，经过乳化融合后，在皮肤表面形成的一层保护膜。

人体皮脂膜的pH值一般维持在4.5～6.5，平均是5.5。天然状态下，最低可到4.0，最高可达9.6。也就是说，当皮脂膜呈酸性时，可以有效防护皮肤不受微生物伤害。以下将这四种构成来源的相互关系及彼此影响，简单说明如下。

关键来源一

皮脂腺分泌的皮脂是神奇的天然配方

我们认识了形成头皮最佳防御力的皮脂膜后，接下来就必须了解关键来源之一的皮脂腺，其所分泌出的油脂，称为皮脂，其成分具有物种特异性，也就是说，不同动物的皮脂组成不同，即使是同一个人，不同年龄的皮脂组成成分也不一样。

就像所有的婴儿配方奶粉，都挖空心思模拟最接近母乳的成分，皮肤保养品也都努力追求亲肤，因此，越是高级的头发保养品，越强调趋近皮脂的成分和功能。

皮脂腺的作用是分泌油脂，提供头皮的润泽与滋养。因此，分泌的量决定了头发是否能健康生长。另外，皮脂腺的生物活性是由许多不同的活性物质，如激素、脂肪酸、生长因子、白介素等，通过细胞表面的受体来调控，分泌过多或过少都会造成头皮问题。

过去对于皮脂腺的研究很有限，现在科学界逐渐注意到皮脂腺这个看似不起眼的腺体，其实对于人体健康的运作扮演非常关键性的角色，期待未来有更新的进展，开发出最契合皮脂腺原始需求的产品，要求完全不含药物但可以根治脂溢性皮炎、毛囊炎等头皮问题。

皮脂的天然成分

究竟皮脂腺分泌了什么样的"天然配方"，让皮脂这么神奇呢？我来简单说明一下皮脂的成分，主要是由甘油三酯、脂肪酸、角鲨烯、胆固醇、蜡酯等组成。此外，皮脂腺的分泌功能是否旺盛，主要是看皮脂分泌量，测量对象是角鲨烯和蜡酯，因为这两者是皮脂所特有的脂质。

● 甘油三酯

动物体内的中性脂肪，90%是甘油三酯，所以我们身上穿的这层"皮下脂肪衣"，几乎都是甘油三酯所组成。不但如此，人体表皮分泌的油脂成分，四分之一都来自甘油三酯。它是表皮正常菌群痤疮丙酸杆菌喜爱的食物，分解以后会产生脂肪酸，而痤疮丙酸杆菌过度增生，大量脂肪酸会引起皮肤炎症反应，造成痤疮。

● 脂肪酸

脂肪酸可大致分为两种：一种是难以氧化的饱和脂肪酸，如棕榈酸、硬脂酸和月桂酸；一种是易于氧化的不饱和脂肪酸，如亚麻酸、亚油酸、花生四烯酸。

- **角鲨烯**

角鲨烯是胆固醇的前驱物质，身体其他部位的角鲨烯，因为生成以后便很快被转化为胆固醇，所以含量相对很低，唯独皮脂里的角鲨烯占比高达12%。

角鲨烯具有润滑和穿透功能，可以有效进入皮肤，中和紫外线产生的活性氧，又具有输送氧气的功能。但是角鲨烯本身很容易氧化，氧化后的角鲨烯伴随着皮脂里的不饱和脂肪酸，容易造成粉刺和其他皮肤问题。

还有一种常见的称为"角鲨烷"的物质，是将氢与角鲨烯结合的化学成分，被添加在高价美妆保养品和营养补充剂中使用。

- **胆固醇**

胆固醇是大家耳熟能详的脂质，在皮脂内含量较少，仅为1.5%～2.5%。血液中胆固醇过高，容易造成心血管疾病。其实胆固醇是合成细胞膜与激素的重要原料，胆固醇过少同样有害健康。

血液中胆固醇偏高可能引发皮脂分泌增加，提高皮脂在皮肤上氧化成过氧化脂质的量，容易导致皮肤问题。

- **蜡酯**

蜡酯是皮脂的主要成分之一，具有出色的阻隔与保湿性能。深海鱼体中含有丰富的蜡酯，用于储存能量和调节浮力，但若是直接摄取，人体的肠胃将无法消化而直接排出。

关键来源二

正常菌群的分泌物会协助阻挡病原菌

头皮正常菌群也会分泌出脂肪酸、抗菌多肽等物质，这些物质通常是阻止病原菌入侵的重要成分。之前在前文中已把头皮正常菌群的重要角色及功能说得非常清楚了。总体来说，头皮正常菌群分泌物操控着免疫细胞发生炎症反应或是保持平静状态，正常菌群分泌越平衡，头皮免疫功能越好，相对要长出亮丽头发就绝非难事了！

关键来源三

角质细胞的分泌物能防止水分散失、阻止微生物侵扰

角质细胞和正常菌群一样会分泌出脂肪酸、抗菌多肽等物质，具有防止水分散失、电解质流失及病原菌侵扰的功能。角质细胞排列规律整齐有如砖块，而充填在角质细胞之间的脂质就好比水泥，把角质细胞紧密连接在一起。角质细胞的脂质主要成分是神经酰胺、胆固醇和脂肪酸。神经酰胺占角质层脂质的50%，是维持皮

肤屏障的主要角色，缺乏时会造成皮肤水分散失，失去对细菌及外界环境的保护力，进而产生各种皮肤问题，最典型的就是异位性皮肤炎。

关键来源四

汗腺分泌的脂肪酸也是构成皮脂膜的来源

汗腺是分泌汗液的腺体，汗液中含有乳酸、脂肪酸、水、氯化钠等，所以汗液也是形成皮脂膜的主要来源之一。每个人全身有200万～400万个汗腺，分布不一，大小也不一，手掌、脚掌密度最高（250～550个/平方厘米），是其他部位的2～5倍。有些人常常动一下就满头大汗，有些人运动很久却一滴汗也不出。

▶ 皮脂膜脂质的组成 ◀

脂质来源	组成成分
皮脂腺	甘油三酯、脂肪酸、蜡酯、角鲨烯、胆固醇酯、胆固醇
正常菌群（微生物群）	脂肪酸
角质细胞	神经酰胺、脂肪酸、胆固醇
汗腺	脂肪酸

皮脂膜的生理功能

皮脂膜依赖于皮脂腺、正常菌群、角质细胞以及汗腺等四种来源的平衡共生关系，其具有屏障、调节皮肤相关细胞、微生物生理反应等三种功能。

理化功能：

- 屏障功能，防止外物入侵
- 保水，防止水分流失
- 防晒，抗紫外线
- 抗氧化

生化功能：

- 调节脂质的分泌
- 促进皮脂细胞分化
- 刺激细胞增生和移行
- 调控角质细胞增生和凋亡
- 调控炎症反应
- 抗老化

微生态系统功能：

- 调控皮肤微生物的生长和繁殖

皮脂膜防御力来源及其相互关系

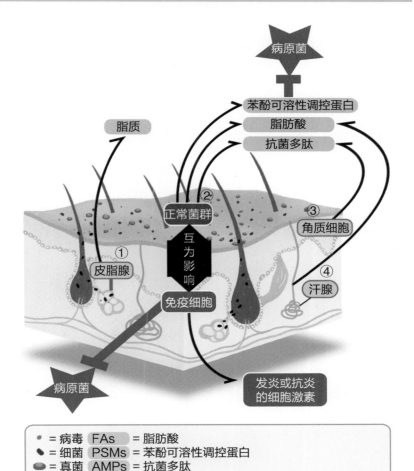

* = 病毒 　FAs = 脂肪酸
* = 细菌 　PSMs = 苯酚可溶性调控蛋白
* = 真菌 　AMPs = 抗菌多肽

★①～④为皮脂腺关键来源

头皮健康生态力（三）：组织复原力——头皮快速复原的最强后盾

综合头皮生态系统共生共存的观念，头皮组织本身也十分复杂，并且有自己的动态平衡关系。概述来说，头皮组织有表皮、皮脂腺、汗腺、毛囊、立毛肌等，不管哪一个组织都是由细胞组成，而头皮组织的复原力均来自这些组成细胞的正常增殖、分化和代谢。

了解头皮组织，才懂如何保养头皮

我们的头皮组织分工相当精细，但也互相牵动，除了眼睛所见的发干之外，还有几个重要的头皮组织，分别是掌管头发生长和色泽的毛囊、分泌皮脂保护头皮的皮脂腺以及影响头皮细胞与微生物恒定状态之一的汗腺。它们彼此不可互相取代，必须合作才能促成头皮健康生长。

认识构成头皮的重要组织

构成头皮的重要组织，简单概述如下。

● **毛囊**

毛囊是头发再生的关键！头发是生长于头部的毛发，由毛囊内的细胞生长分化而成。毛囊是一个呈凹状的囊袋，深入到真皮及皮下组织，完整的毛囊结构包含发干、毛球、皮脂腺和立毛肌，在连接立毛肌的部分有个凸出的区块，称为隆凸区，里面住着一群干细胞，由于毛囊含有血管和神经，可以获取充足的营养，让头发长长。出生时，毛囊数目已经确定，不会增加，只会随着年纪渐长而数目渐减，死亡后也无法再生，为了避免毛囊萎缩或死亡，必须好好维护毛囊健康。

● **发干**

发干是长在头皮上的部分，外观可以看到的头发。由于发干没有神经，不会有痛觉，所以剪、理头发时，不会有痛感。由于毛发是由角质蛋白、脂肪、黑色素、少量维生素以及微量锌等物质所组成，所以从饮食下功夫，或多或少对促进毛发健康是有帮助的。

● **皮脂腺**

皮脂腺在前文中已有阐述，这里简单说明。皮脂腺遍布全身，以头面部最多，四肢最少。皮脂腺由腺体和导管两部分组成，导管开口于毛囊，分泌皮脂，与汗液混合形成弱酸性的皮脂膜，具有滋润皮肤、毛发，防止皮肤水分蒸发，并抑制皮表微生物不当繁殖、保护皮肤免于外界侵扰的作用。

- 立毛肌

详见P.104。

- 汗腺

汗腺又分为小汗腺和大汗腺两种。小汗腺分布全身，当然也包括头皮，但以手掌、脚底、前额、腋下最多，功能为分泌汗液，导管开口于皮肤表面形成汗孔，分泌物多为水分和无机盐。

大汗腺常分布在头皮、腋窝、乳晕、肛门、外阴及外耳道等处，导管开口于毛囊，分泌物含有脂质及蛋白质等，具黏稠性，也具有保湿、抗菌等功能，通过皮肤正常菌群作用后会产生特殊气味，这就是体味的来源。因此，汗腺分泌正常与否，影响头皮细胞的生理状态及头皮微生物的恒定，是维系头皮组织健康的重要角色。

秒懂！头皮重要组织

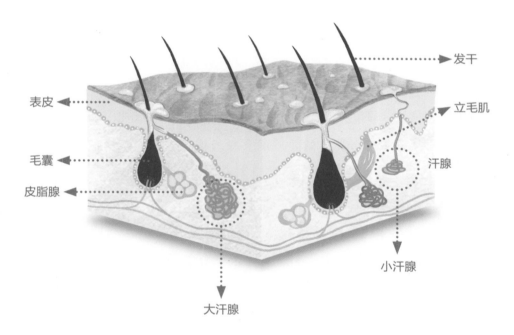

表皮

毛囊

皮脂腺

大汗腺

发干

立毛肌

汗腺

小汗腺

影响头皮组织健康度的因素

上述头皮组织细胞的正常生长，是决定头皮快速复原的最强后盾，除此之外，还有诸多因素是来自我们日常生活中的，影响头皮组织健康度的具体因素如下。

1. **免疫力**：免疫力是头皮组织的防卫部队。免疫力强，一旦受到病原菌或化学物质等攻击，可以很快发动战争、一举歼灭敌人，让组织迅速恢复常态，因此，扰人的头皮问题会相对减少。

2. **表皮屏蔽**：头皮角质层的完整性未受到破坏时，保水润泽足够，头皮自然不会过度干燥，也不会产生菌群失衡的状态。

3. **遗传基因**：每个人天生油脂分泌多少不同，这些差异都会影响头皮的菌群及保湿能力等，相应产生的头皮问题也会有所差异。

4. **情绪**：尤其压力大时，炎症因子分泌量增多、免疫力紊乱，有些人甚至会出现掉发、头皮瘙痒、头皮屑等。

5. **营养**：当摄取营养足够时，细胞修补能力佳。以头皮结构来看，充足的蛋白质摄取有助于毛囊及头发角质蛋白的修复能力。

6. **pH值**：在使用洗发、护发产品时，pH值以弱酸性或中性为好，皂类等碱性产品容易破坏角质层，使头皮易有干燥、敏感的现象。

7. 水分：对头皮结构来说，每个组织层所含的水分比例不一样，每一层都得维持其该有的水分。水分充足除了能维持菌群平衡之外，角质细胞也不会因为脱水，造成细胞之间的连接崩解而提早剥落，形成头皮屑。所以，头皮保水是非常重要的一环。总体来看，影响头皮组织复原力强度的因素都操之在己，唯有巩固头皮组织复原力，才能拥有乌黑秀发。

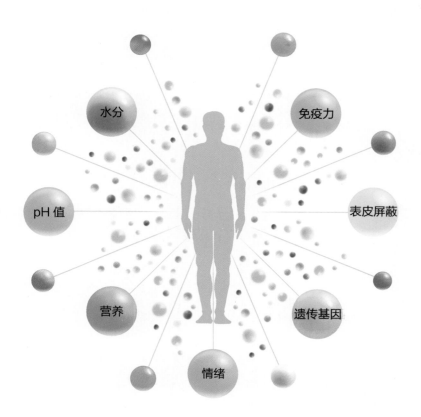

内外环境环环相扣，影响头皮健康生态力

现在我们已了解，头皮相关问题与头皮微生物息息相关。生存在头皮上的微生物，以头皮分泌的油脂或角质细胞的代谢物为食物，经消化分解后，可保护头皮、防止干燥，还能抗菌及提升头皮防御力。但是，有的成分则会激活免疫细胞造成炎症反应，让头皮变得敏感、瘙痒，甚至出现毛囊炎。

覆盖着浓密毛发的头皮环境，相较于身体其他部位的皮肤较为高温潮湿，微生物的种类更复杂，一旦外在环境或身体状况出现任何改变，例如季节交替、饮食及作息变化等，都可能影响头皮微生物族群的消长，进而引发头皮问题。

具体来说，一切身体内外的改变，都会影响头皮的水分保湿及油脂分泌的平衡，改变微生物菌群的平衡。这种现象如同大家普遍认知的肠道细菌，后者不仅主宰着宿主的消化吸收功能，也影响免疫系统，甚至是精神状态。所以人体想要身心健康，必须维持良好的肠道菌群功能。同样，头皮要健康，头皮的微生物环境也必须健全。

因此，我们探讨的对象，就会是头皮最外层的屏蔽：角质层、

皮脂腺和微生物之间复杂的互动关系。相对于其他领域而言，这方面的研究才刚刚起步，幸而，随着知识与经验的累积以及研究技术的进步，过去视为无解的头皮问题，渐渐露出解密的曙光，而这道曙光，就是由微生物所散发出来的。

过去，我们只关心如何照顾自己的头皮细胞，但是现在连同与头皮共生的微生物，也要一并关照养好才行。未来的研究趋势，将更深入到本质性问题，也就是关注头皮本身的生态环境，解析角质层、皮脂腺分泌，以及毛囊与菌群之间的平衡关系。

因此，新一代产品的开发方向不再是解决单一症状，而是必须全面检讨，如何给头皮真正健康的生态环境，包括我们自己本身的细胞以及与我们共生的微生物群。

这就需要我们开发更全方位、更友善的成分，建构共好的头皮生态环境。延续过去的研究基础，在乳铁蛋白的架构上持续开发各种功能性的衍生多肽，扩大应用，达成这一终极目标。

想要解决油腻扁塌发、稀疏发、白发等问题，重视头皮微生物群的生态圈，才是复原头皮健康生发的终极解答！

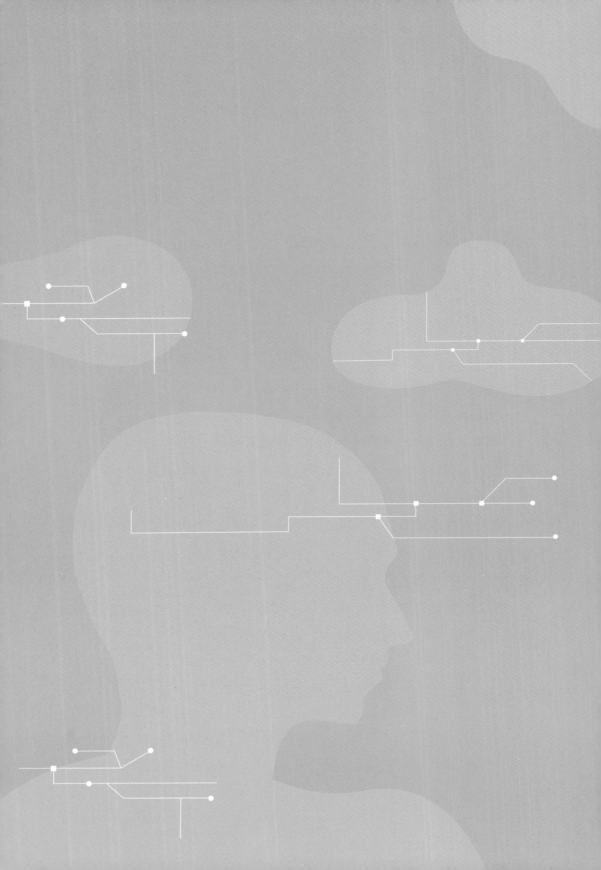

PART 2

善待头皮组织3关键

搞懂角质层、皮脂腺、毛囊，打理头发不费时、不费力

一切身体内外的改变，
都会影响头皮的水分及油脂分泌，
进而改变头皮微生物菌群的平衡。
因此头皮要健康，头皮微生物环境也必须健全，
头皮的角质层、皮脂腺、毛囊
皆是互相依存及影响的三角关系，
搞懂它们之间的利害关系，
就能养出健康头皮，
长出让人羡慕的发质、发量！

细胞专家教你做对事，
三个关键组织让头皮健康生发

前面我有提过养护头皮生态圈的新观念，这个概念不断被提起，无非就是要强调头皮健康力的形成，还需要从三个核心关键组织的复原力下手，即皮脂腺、角质层、毛囊，这三者是相互影响的。简单来说，皮脂腺分泌油脂，其油量分泌的多少会决定头皮及头发的性质，通常有油性、干性之分。由皮脂腺分泌出来的油脂会先流入毛囊，再流到表皮，对头皮具有保护作用。

以皮脂腺来说，其分泌的皮脂会保护角质层，使角质层具有保水锁水的能力。反之，皮脂腺分泌的皮脂不足时，角质层容易干燥、缺水，造成角质层受损，进而导致头皮干燥、敏感，甚至角质层提早剥落形成头皮屑。另外，角质层提早剥落，也会造成菌群失衡产生脂溢性皮炎等头皮问题。

角质层遭到破坏产生破口时，病原菌容易入侵，细菌会往下蔓延到毛囊造成炎症反应，毛囊内的角质细胞严重受损时，就会产生掉发或是引发毛囊炎、脂溢性皮炎等毛囊疾病。

三个修复头皮关键组织力

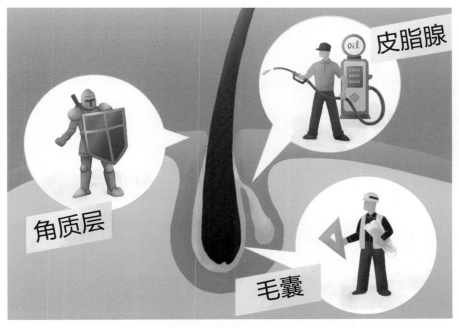

角质层具有保水功能、让角质层具有防护盾作用，可以抵抗外来病原菌入侵、让毛囊受到保护不被感染引起炎症，可说是头皮上最重要的基础结构铁三角，牵一发动全身，三者相互影响，决定了头皮生态，也决定了你是否会拥有美丽的秀发

了解头皮，才不会做错事，加速毛发损伤

要搞懂头皮，最好先从了解发丝底下的头皮生理结构开始。头皮由外到内，可分为表皮层、真皮层、皮下脂肪层。其中表皮层厚度为0.07～0.2毫米，由外到内共分为角质层、颗粒层、棘状层、基底层。

认识表皮层重要的组织及细胞

表皮层

表皮层中没有血管，也没有神经。营养供给和新陈代谢，完全依赖真皮层的微血管和淋巴管。表皮另有三种含分枝突触的细胞，分别是：

● 黑色素细胞：占表皮的5%～10%，可以制造黑色素，吸收紫外线以保护皮肤。

● 朗格汉斯细胞：皮肤免疫系统的尖兵，能有效侦测外来的病原体，具有吞噬功能。

● 莫克氏细胞：存在于基底层，与神经末梢相连，是神经刺激的接收器。

秒懂！头皮表皮层细胞组织

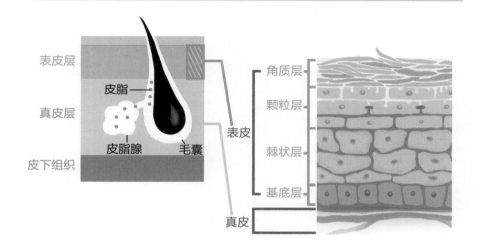

● 角质层

角质层由10～20层完全角质化的扁平细胞组成，此时的细胞其细胞膜变厚，细胞核消失，且细胞质中含有大量角蛋白张力纤维，其比例约有65%，加上10%可溶性蛋白、10%氨基酸、10%脂质等统称为天然保湿因子（NMF），对于角质层水分的保持扮演重要角色。此外，细胞间隙被角质化过程中所分泌的神经酰胺、脂肪酸、胆固醇等脂质所充满，此脂质具有黏性，可使角化的细胞牢固地结合在一起，使角质层的屏障功能更完备。

- **颗粒层**

由2～4层的角质细胞组成，细胞形状渐渐变成扁平状，且细胞核及细胞器消失，细胞开始迈向死亡，并形成大量透明角质颗粒以及板层颗粒。透明角质颗粒最后转变为角质细胞外膜的主要成分，而板层颗粒则会等到角质细胞移行至颗粒层与角质层交界处时，才与细胞膜结合，并将其颗粒内物质释放至细胞间隙形成一层厌水性薄层，也就是细胞间脂质。此薄层可有效防止皮肤水分的流失，并防止极性物质进入。

- **棘状层**

棘状层是表皮当中最厚的一层，由4～8层细胞组成。因角质细胞由圆柱状变成多角形，故称为棘状层。角质细胞会进行角质化作用，合成角质蛋白丝，并进一步形成桥粒使角化细胞间保有空隙可供淋巴液循环，并稳固地将角质细胞连接在一起。除了角质细胞外，朗格汉斯细胞也可以出现在此层，它是皮肤中主要的免疫细胞，可以对抗体外异物的入侵。

- **基底层**

表皮层的细胞大都是由基底层细胞分裂分化而来的。基底层细胞主要是由一层圆柱状角质细胞所构成，本身是属于未分化细胞，大部分会持续不断地分裂，产生出来的新细胞一半会留在基底层，一半会逐渐向皮肤表层移动，并进行角质化作用。基底层除含角质细胞外，还含有5%～10%的黑色素细胞。黑色素细胞会合成黑色素，并将黑色素分泌至周围的角质细胞中，借以保护角质细胞，免受紫外线的伤害，此外，黑色素也是形成肤色的重要因素之一。

真皮层

厚度0.3～3毫米，分为两层，表层为乳突层，深层为网状层，由纤维、基质及细胞三大部分构成。有毛囊、汗腺、皮脂腺、微血管、淋巴管及神经穿梭其间，能调节体温，给皮肤提供氧气及养分，并清除有毒物质。

真皮层中有三种结缔组织纤维，胶原蛋白纤维、网状纤维及弹性纤维，其中最主要的是胶原蛋白纤维，它是强韧的纤维性蛋白，占结缔组织的90%，是皮肤重要的支撑结构。

皮下组织层

包括大量脂肪细胞，借此支撑整个皮层，深部有血管、淋巴管与神经。脂肪组织发挥重要的保温作用与减缓外力冲击的缓冲作用。

头皮健康关键组织（一）：角质层保水力——捍卫头皮老化最强防线

你的头皮会出现红痒、长痘等敏感现象吗？或者是头皮屑掉满地且觉得头皮干燥呢？或者是连自己都觉得头皮松弛了？就连美发师都惊觉你的头皮竟然连微血管都清晰可见……这些现象都可以归类为头皮敏弱。

头皮的敏弱现象是头皮老化的前奏曲，如果没有给予应有的重视且出手相救，我们最不乐见的出油、秃白等现象将会接踵而来。这里将会为大家进一步地抽丝剥茧，究竟是什么原因造成头皮的敏弱现象呢？

敏弱是敏感、脆弱之意，脸部或身体皮肤有敏弱肌，头皮一样有敏弱现象，想要化解这些困扰或窘境，就先来认识下头皮的天然防护网角质层，当你知道角质层有多么重要时，就会对这看似柔软却坚强的角质层肃然起敬。

角质层犹如铜墙铁壁，可有效预防头皮老化

每个人的头皮都住着一群正常菌群，为何有人会出问题？其他

人却好得很？这一切头皮问题的根源，最初几乎都来自角质层的破损。这个破损犹如水坝堤防的小裂缝，后坐力的破坏性十分可观。

研究发现，将同样的微生物涂抹在头皮角质层健康的A组受试者与头皮角质层受损的B组受试者，结果发现A组受试者安好无恙，B组受试者感染发炎。这就说明了"完整的角质层"才是头皮健康的根源。

因此，阻止头皮老化，最强而有力的第一道防线就是捍卫头皮的角质层。我们身上的皮肤，包括头皮的屏蔽功能，都来自皮肤的角质层，不要小看这一层组织，它帮助皮肤锁住水分不流失，犹如铜墙铁壁默默地捍卫头皮健康。

角质层保水就能避免头皮问题找麻烦

角质层是由死亡的扁平状六角形或五角形角质细胞所组成，厚薄视身体部位而定。绝大多数部位的角质层具有12～16层细胞的厚度。前额和眼皮比较薄，由9层细胞组成；手背有25层；最厚的是手掌和脚底，多达50层。

我们皮肤的表皮层组织是非常紧密的屏障，可以阻隔与外界环境的直接接触，而表皮层的细胞和细胞之间有连接器连接，不让细胞出现缝隙，这个连接器又称"桥粒"。

当桥粒被分解时，角质层便会脱落。角质层的更新速度大约是两星期，平均每天会有一层角质细胞脱落，而由位于颗粒层的角质细胞取而代之。

所以，皮肤角质层剥落的过程，是由桥粒上的水解酶来控制角质的完整性和厚度。这些水解酶的活性，也都是由角质层的水分和pH值所调控。因此，要防止桥粒分解，保湿要做好，也就是防止水分散失。尤其不要使用清洁力太强的洗发水及碱性（pH值>7）的清洁养发品。

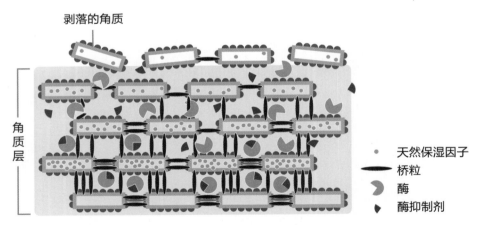

剥落的角质

角质层

· 天然保湿因子
━ 桥粒
◗ 酶
◢ 酶抑制剂

正常情况下，天然保湿因子（NMF）含量充足，表皮pH值呈酸性状态，酶和酶抑制剂结合变为不活化状态。一旦NMF减少及pH值改变，酶和酶抑制剂分离，酶变为活化状态，就会将桥粒分解，角质层剥落

秒懂！角质层水分流失的结构变化比较图

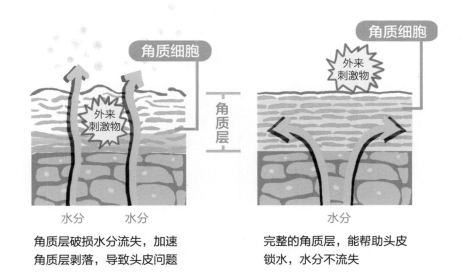

角质层破损水分流失，加速角质层剥落，导致头皮问题

完整的角质层，能帮助头皮锁水，水分不流失

　　健康肌肤的角质层，角质细胞排列规律、整齐如砖块，而填充在角质细胞之间的脂质就好比水泥，把角质细胞紧密连接在一起。而脂质的主要成分是神经酰胺、胆固醇和脂肪酸，这样的构造可以有效地防止水分流失。健康的角质层饱含水分，可以高达总重量的30%；而干燥皮肤的角质层，含水量只有总重量的10%～15%。

角质层出问题，敏弱症状A：
头皮经常红痒不停，怎么办

什么是头皮敏感、头皮痒

红痒、干屑等头皮敏感的共同特征是，人们会一直抱怨有头皮不适感，但是并没有具体可见的刺激征兆，也没有免疫学上的反应。不过，瘙痒倒是普遍恼人的头皮敏感症状，忍不住伸手去挠，又顾虑到发型或形象，真令人痒到心烦意乱。

话说回来，头皮敏感可以说是相当主观的感受。头皮健康的人不会意识到，所以，只要你经常觉得头皮哪里不对劲，都可以算是"头皮敏感"。

根据流行病学研究显示，大约40%的人具有敏感性头皮，而其中的60%会有瘙痒症状，甚至伴随脱发。其中，有一项针对法国族群的研究显示，头皮瘙痒人口高达25%，问题真是不容小觑。

总体来说，因为头皮是人体神经网络分布最密集的部位，一点风吹草动都可能触发头皮的感知。伴随敏感头皮，紧接而来的就是发痒、有异味、局部发红、头皮屑，甚至头皮感染、脱发等。所以，头皮敏感也被视为头皮问题的征兆。

不过，头皮痒有时不完全只是单纯的头皮问题，除了皮肤疾病外，系统性疾病、神经性疾病和心因性疾病等，都可能诱发头皮痒，千万不能忽视。

痒痒痒！清洁头发，你做对了吗

如果你有以下这些行为，小心造成头皮敏弱！要及时停止的洗发行为包括：清洁过度，会诱发头皮紧绷干痒；使用不适合的洗发、美发用品，会造成化学性伤害；过紧绑扎头发或是高温吹整染烫的物理性伤害等，都可能刺激头皮导致敏感。

以上列举的是一般常见引起头皮瘙痒的原因，另外还有因为皮肤疾病所引起的头皮瘙痒，主要有脂溢性皮炎、银屑病、瘢痕性秃发等。

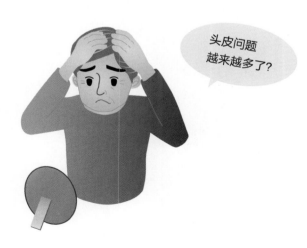

头皮问题越来越多了?

哪些情况容易导致头皮敏感、瘙痒

○ 状况：过度清洁

有些人喜欢"头皮洗到紧绷的清洁感"，这很可能就是开启"头皮地狱"的第一道门。尤其是头皮特别容易出油，总觉得黏腻不舒服的人，去角质才感觉到干净，这些行为除了会破坏皮脂膜，还会导致角质层受损等后果，严重情况可能更让你始料未及。

○ 状况：使用洗净力过强的洗发产品

若没有搞清楚自己的头皮是属于什么性质时，就使用以皂碱、月桂硫酸盐（SLS）这类高效表面活性剂为主要成分的洗发用品，虽然泡沫多、洗净力强，但过度洗去皮脂膜的同时，也改变了健康皮脂膜的弱酸性，不仅头皮变得更紧绷干燥，偏碱的头皮环境也会助长马拉色菌的繁殖；当马拉色菌变多了，它所代谢的油酸也会增多，氧化的油酸容易黏腻发臭，刺激头皮、加重敏感发炎的症状或是使头皮屑增多，导致"越洗越脏"的反效果。

也就是说，洗净力越强的洗发水，越容易导致头皮关键组织（角质层、皮脂膜、毛囊）平稳态丧失。

使用刺激性过强的美发品

近来，香氛系的美发清洁用品大行其道，号称一甩头、一转身都能香气撩人。不过，真正天然香料持续时间都很短暂，能够制造这种暗香浮动、久久不散的效果，必定添加了人工合成香料，而这些香料成分本身可能就是过敏原。

还有一些发用品，添加了相当高比例的酒精成分，酒精有清凉和杀菌效果，能保持头皮干爽，但是刺激性强，不宜长期大量使用。特别是已经有敏感症状的人，建议先暂时停用，观察头皮反应。

★★ 对策：头皮敏感、瘙痒时，这样做

厚度只有0.02毫米的角质层，是头皮的第一道天然屏障。头皮干燥，容易受外界刺激变得敏感，则表示角质层的屏障功能降低了。角质层的天然保湿因子、细胞间脂质与皮脂膜，是维护表皮屏障功能的铁三角，只要破坏了铁三角的任何一点，就可能导致头皮问题。因此，无论是过度清洁、去角质还是使用洗净力强的洗发产品，都会破坏角质层。建议适度减少清洁或去角质频率，改用成分单纯且洗净力温和的洗发产品，给头皮一点自我修复的时间。

角质层出问题，敏弱症状B：
头皮屑哪来的

头发洗不干净，头皮屑掉满地

头皮屑不是什么大问题，唯独在社交场合被人说衣服肩膀上有头皮屑时，难免尴尬或被误解为头发洗不干净。因此，有头皮屑常和没洗头的生活习惯画上等号。然而，真的是这样子吗？

为各位解惑之前，我们先来认识下什么是头皮屑？头皮屑是头皮发生异常的角质代谢。头皮角质层以28天为代谢周期，肉眼无法察觉正常脱落的角质细胞，但是当角质层代谢异常，细胞分化不完全，在2～7天内脱落，就成为大片的头皮屑。

也就是说，拥有健康头皮的人是不会感觉到自己有头皮屑的，一旦察觉到有头皮屑时，就是角质层的不正常分化。

秒懂！角质层新陈代谢

正常角质脱落	皮肤受到感染发炎
单独脱落的角质细胞：成熟表皮细胞被推挤到皮肤表面形成角质细胞，最后自然单独剥落，全程大约 28 天	炎症反应造成角质代谢异常，角质细胞提早脱落，混合油脂、组织液，黏结成细胞团块，形成团块状的"头皮屑"

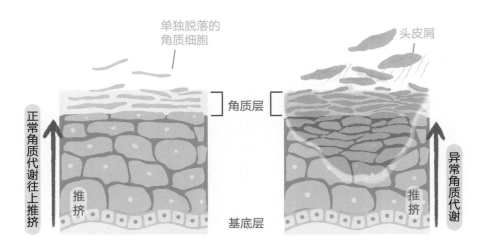

单独脱落的角质细胞

头皮屑

角质层

正常角质代谢往上推挤

推挤

基底层

异常角质代谢

推挤

哪些情况会导致头皮屑产生

○ 状况：接触性皮炎

过度洗发、频繁吹整染烫，或使用不当外用产品，又或搔刮头皮，都可能刺激并伤害头皮，造成接触性皮炎。要及时停止的行为包括：使用洗净力过强的洗发水、烫发剂或导致过敏的染发剂，不当的头皮去角质方法，甚至是用尖梳或指甲使劲刮搔头皮等。

★★ 对策：请这么做

更换不当产品或暂停吹整染烫，改掉用力梳头或抓头的坏习惯，让头皮休养生息，复原指日可待。

○ 状况：季节交替诱发

季节交替期间，身体为适应外界变化，承受较大压力，影响激素分泌，容易导致皮脂的脂质成分发生变化，改变菌群生态，诱发头皮屑。

★★ 对策：请这么做

调整饮食与生活作息，从事适量运动和休闲活动缓解压力，确保品质良好的睡眠与休息，安然度过激素波动的特殊时期。

○ **状况：诱发身体疾病**

头皮屑是脂溢性皮炎的症状表现之一，而银屑病等疾病也常会造成大量头皮屑，这是因为体质引起的皮脂代谢异常，所以病情顽固，根治不易。

★ ★ **对策：请这么做**

银屑病普遍被认为是免疫系统疾病，西医多采取控制疗法，多使用类固醇制剂。然而，经常使用类固醇药物，难免容易造成其他感染，陷入不停用药的恶性循环。因此，患者平日的自我照护非常重要，若保养得宜，可减缓病情，不至于长期依赖药物。此外，大部分的"抗屑洗发水"，其作用机制多是抑制真菌增生，对银屑病引发的头皮屑效果不佳，不建议使用。

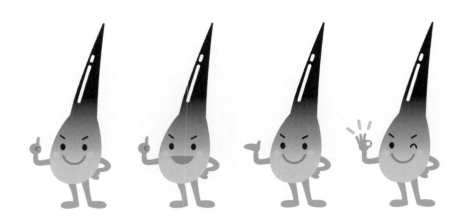

► 市售抗屑洗发水的药性成分表 ◄

药名	类别	作用	附注
吡硫锌	抗霉菌剂	• 抗霉菌抑制霉菌生长	• 可能促进皮脂腺分泌增加
酮康唑	抗霉菌剂		• 抑制皮脂分泌作用 • 可能导致头发或头皮干燥
二硫化硒	抗霉菌剂	• 抑制角质细胞增殖 • 抗霉菌，霉菌生长	• 可能造成皮肤灼热刺激感，误入眼睛可诱发结膜炎 • 刺激皮脂腺分泌油脂，因此不适合脂溢性皮炎患者使用
羟吡酮胺	抗霉菌剂 抗细菌剂	• 抑制角质细胞增殖	• 有些人会有刺痛感 • 冬天使用，头皮会较干
环吡酮胺	抗霉菌剂 抗细菌剂	• 抑制角质细胞增殖， • 抗炎、抗氧化	• 局部烧灼感、瘙痒刺激、红斑 • 皮肤干燥 • 脱发

续表

药名	类别	作用	附注
水杨酸	角质溶解剂	• 溶解角质，促进角质剥落止痒 • 抑制角质细胞增殖	• 去除头皮屑的同时，会造成头皮干燥，可能影响头发结构
焦油	角质溶解剂	• 杀菌、止痒、溶解角质，抑制角质细胞增生	• 抑制皮脂腺出油，可能导致头发或头皮干燥。焦油的致癌疑虑令这类产品的使用存在争议
丙酸氯倍他素	抗炎剂 外用性类固醇	• 抗炎抗瘙痒	• 18岁以下不建议使用 • 2岁以下禁用

药物成分

⊙ 要让泡沫在头皮上停留5~10分钟，以确保足够的药效作用时间，再冲洗干净。

⊙ 不宜天天使用，最多每两天使用一次，与无药效洗发水间隔使用，症状稍见改善即可减少使用频率，直到停用。

⊙ 凡是药物都有不良反应，滥用含类固醇、抗生素、抗菌剂的去屑洗发水，会造成皮肤免疫力下降，引发其他感染，使头皮问题更加复杂化。

⊙ 水杨酸、果酸成分可以软化头皮角质。角质过厚，药力不易穿透，也影响表皮的修复功能。溶解角质成分的目的，是让已形成的头皮屑顺利脱落。但是这类酸性成分具有刺激性，敏弱头皮要小心使用。

一直去屑治疗，症状只会越来越糟

头皮屑如雪花飘未必是头皮没洗干净，或许正好相反，因为过度清洁而刺激头皮，破坏了头皮的正常保湿功能引起。治疗头皮屑应区别原因、对症治疗，而不是直接选用含药性的抗菌、杀菌、去油等洗净去污力强的洗发用品，从而"错杀无辜"的正常菌群，这些都会破坏头皮的菌群平衡，引发其他问题。

新观念！保湿才是改善头皮屑的根本之道

保湿，才能预防头皮角质代谢异常！在毛发显微镜下分析有头皮屑的头皮，发现头皮表面的结构发生改变，这些改变造成角质层保水性变差，经皮失散的水分比健康头皮多，这说明角质屏蔽受到了破坏。

除此之外，有头皮屑的头皮还会出现角质细胞增殖现象，改变了角质细胞的成熟过程，伴随炎症现象产生。头皮角质是皮肤防范外界侵扰与防止水分散失的最主要屏障，帮助维持头皮的水分和完整性。头皮角质若能拥有足够的"脂质"作为防护材料，正常发挥屏障功能，减少水分散失，那么头皮自然健康，不会产生过多头皮屑。

秒懂！头皮角质层保湿力的重要性

在毛发镜下观察头皮屑状态：头皮脱屑干燥

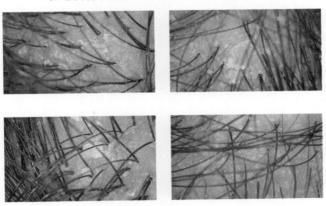

在毛发镜下观察头皮健康状态：头皮光滑充实

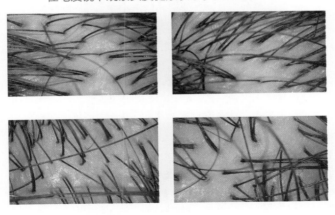

全方位修复角质层，和头皮屑说拜拜

目前治疗头皮屑的做法，主要是在洗发水中添加抗真菌成分，特别是抑制马拉色菌增殖。真菌代谢产物中的不饱和脂肪酸，是一种容易氧化的炎性物质，当真菌数量过大就会加重炎症反应，所以抑制真菌增生，可以间接促使角质层油脂分泌正常，慢慢修补屏蔽。

但是，最新研究发现马拉色菌并不是引发头皮屑的唯一原因，若只是采用抗真菌的方式来治疗头皮屑，效果有限。采用亲肤的温和表面活性剂洗发水达到适度清洁效果，再擦含抗炎及促进角质层自我修复成分的头皮保养液，才能维持头皮菌群与皮脂膜，兼顾保湿与抗炎，才是有效减缓头皮屑症状的理想做法。

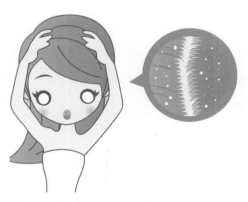

头皮屑散落肩头总是令人感到尴尬，唯有清楚知道原因及对症处理才能缓解，只是想"抗屑"治疗，有可能越用越糟、头皮屑越来越多

对付头皮屑的箭靶，别搞错对象了

只要是看过抗屑洗发水广告的人，对马拉色菌必定耳熟能详。

马拉色菌这种真菌，是头皮上的共生菌之一，同时存在于健康头皮和长头皮屑的问题头皮。之所以会被指认为是造成头皮屑和脂溢性皮炎的头号嫌疑犯，这就要从1874年的一项实验说起。

马拉色先生（Malassez）在剥落的头皮屑中发现这种真菌，该菌因此而得名。当时，在头皮屑头皮的取样上，发现其中74%的微生物都是马拉色菌，而在健康头皮上的马拉色菌只占46%；不但如此，在脂溢性皮炎的头皮上，马拉色菌更高达83%。后来，医学界用抗霉菌制剂治疗头皮屑，病情得到了改善，看似呼应了马拉色菌就是真凶的推测，于是这一假说被沿用百年之久。

20世纪90年代，科学家通过分类技术，鉴定出至少14种马拉色菌。生长在头皮上的主要有两种，分别是球形马拉色菌和限制性马拉色菌，这两种真菌平时就存在于毛囊的毛孔里。至于原本好端端过日子的马拉色菌，为何开始不安分，造成头皮炎症、角质细胞过度增生和片状脱落现象，详细原因至今不明。

由于马拉色菌的共生特性意味着一定还有其他因素造成。影响头皮健康的因素太复杂，气候和季节的环境压力、微生物菌落与激素改变的关系，再加上各因素之间的交互作用等，变因实在太多。经过数十年研究，科学界归纳出马拉色菌增殖、皮脂分泌、个人体质等是造成头皮屑的三大因素。这也决定了头皮屑形成的时机点和形态。而另一个常被忽视的因素，就是头皮角质代谢异常。

头皮屑和脂溢性皮炎的差别

典型的头皮屑症状，是出现细小的白色或灰色皮屑，但脂溢性皮炎出现的是黄色带油脂的皮屑。脂溢性皮炎和头皮屑病人的共通点，是都会出现头皮屑，同时伴随刺激感、瘙痒感、紧绷感等其他症状。有研究指出，大约有66%的人会觉得头皮痒，25%的人会有头皮刺激感，还有59%的人会感觉头皮紧绷干燥。

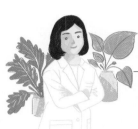

细胞分子生物学博士
头皮健康"扫盲"

抗菌、杀菌、抑菌的用词差异

抗菌：凡是有破坏细菌或是抑制细菌生长或繁殖作用的，都称之为抗菌。具体而言，同时包含了杀菌抑菌的概念，有些抗生素或胜肽同时具有两种功能，有些则只具备单一功效。

杀菌：发挥直接杀灭作用。一般产品以"广效性"杀菌药物为主。广效性的意思，是指能够同时杀灭多种菌，采用的是"宁可错杀，不可放过"的策略。

抑菌：是指没有杀灭细菌，只是抑制细菌生长让菌群无法或继续旺盛繁殖，但菌群仍保持一定的数量。就像我们提到皮脂膜上微生物和角质细胞所分泌的抗菌多肽一样，具有抑菌作用，抑制菌群繁殖。

之前我们所研发的乳铁蛋白虽然不是药物，却同时具有杀菌和抑菌的作用。乳铁蛋白杀菌的作用机理在于，乳铁蛋白所携带的正电会在菌体细胞壁的壁膜上打洞造成菌体死亡。它的抑菌作用机理，则来自乳铁蛋白会捕捉（结合）铁，而铁是所有微生物生存所必需的营养物质，这就限制了微生物的营养来源，我们可以借此控制菌群的繁殖数量，达到抗菌效果。

头皮健康关键组织（二）：皮脂腺顺畅力——是头皮抗菌、抗老化的功臣

出油是控油失衡的头皮老化现象

每个人的清洁次数通常和皮脂分泌的多寡有关。你是爱洗头、常洗脸的人吗？总是一感觉头脸出油，就恨不得赶紧把油花洗掉？还是摸到皮肤微涩，才有洗干净的想法？小心，这样"爱干净"的行为，对头皮可是一大伤害。因为你把皮脂膜的好通通抹杀掉了，让自己曝露在皮肤过敏、瘙痒、易出油、提前老化的风险中。

头皮老化的敏弱现象是最先出现的问题，一旦没有呵护好头皮、改善敏弱现象，紧接着就会陷入头皮老化二部曲：出油状态（出油或脱发）。过度出油会引起油屑、脂溢性皮炎、毛囊炎等接二连三来报到。这也很容易导致轻度脱发、发质变细又易断，这些都是典型皮脂腺失调导致的头皮症状。

要断开出油的头皮病态现象，就必须对头皮组织的皮脂腺有基本的认识。前文已强调过皮脂腺是头皮健康的关键组织之一，皮脂腺的油脂分泌多寡决定了头发是油性或干性，甚至也和青春痘、脂溢性皮炎、干癣、异位性皮炎、皮脂腺瘤、皮脂癌等疾病息息相关。

皮脂腺分泌决定发质

大家重视的头发外观，就是要借助皮脂腺的帮忙！当皮脂腺很给力时，能够让头皮适度滋润就不容易老化；反之，当皮脂腺不给力，皮肤容易出现干燥粗糙，连发丝也会显得毛糙。总之，头皮的皮脂腺分泌过多或过少都不行。

头皮上的皮脂腺具有保护头发的功能，如果少了皮脂腺，会造成脱发。头皮的皮脂在一般情况下每平方厘米大约分泌150微克，每次洗完头发后，皮脂会立刻分泌，几小时后就会完成覆盖头皮。比较远端的发干，则需要花费较长时间才能覆盖完成，完整的覆盖可能需要3天时间，这也是常会听到发型师告诉你头发太长，营养到不了，所以发尾会分叉毛糙的原因。

此外，皮脂腺也受外界温度影响，气温升高会促进皮脂腺分泌；反之，气温降低时，皮脂分泌量减少。所以夏季皮肤大多偏油性，冬季皮肤则会变得比较干燥。而皮表湿度则会影响皮脂的分泌扩散，皮肤表面湿度高时，皮脂乳化、扩散会比较缓慢。

皮脂腺全身都有，它让皮肤不痒、不老

皮脂腺分泌的皮脂为油状半流态混合物，在人体出生时皮脂腺活性最高，之后下降，七岁时皮脂分泌迎接第二波高峰直到青春期。青春期后，性腺及肾上腺产生的雄性激素增多，皮脂腺增大，皮脂分泌随之旺盛。

二十多岁以后，皮脂分泌量便逐年下降，男性每十年下降23%，女性每十年下降32%。这就是为什么上了年纪的人常常容易出现冬季皮肤发痒，除了生理年龄的老化使皮脂分泌减少，冬季的低温也会使皮脂腺活性降低，造成皮肤失去应有的皮脂保护。

皮脂腺的活性存在遗传上的个人差异，也会因为部位、年龄、性别和人种而不同。人体皮脂腺越丰富的部位，如脸部、头皮、胸背部等，皮脂的分泌量越大。

新生儿受母亲体内雄性激素的影响，皮脂腺功能活跃，皮脂分泌较多，这也是为什么新生儿头部及脸上会出现脂溢性皮炎的原因。

秒懂！皮脂腺在人体分布情况

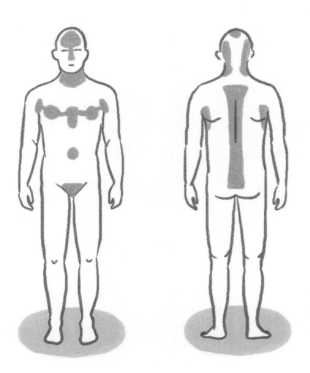

皮脂腺分布在全身各个区域，以前额和头皮最多。以皮脂腺分布较多的前额为例，来自表皮的脂质量平均每平方厘米5～10微克，而来自皮脂腺的油脂量高达每平方厘米150～300微克

皮脂腺分泌弱碱性脂质，能抗菌、抗氧化

头皮的皮脂腺分布比其他部位密集，分泌大量皮脂，同时遍布毛发，形成潮湿营养的环境，可说是微生物的极乐天堂。皮脂腺也是脸部和头皮分布最大和数量最多的腺体，由皮脂细胞组成。但是也有不和毛囊连在一起的单独皮脂腺，这些单独存在的皮脂腺，通常具有分泌信息素和保护角质等特殊功能。

每个人的清洁次数通常和皮脂腺分泌的多寡有关。适当分泌皮脂的好处你应该知道。

● 好处 1：抗氧化

主要是指维生素。皮肤的表面常常会有活性氧，所以需要维生素E来清除，以维持皮肤健康避免老化。

● 好处 2：抗菌

皮脂里的脂肪酸具有自我消毒的特性（自净作用）。研究指出，皮脂腺分泌的脂质会影响链球菌的存活率。皮脂的成分中，具有最

大抗菌效果的是油酸和棕榈酸，它们能抑制细菌合成脂肪酸，发挥抗菌作用。

● 好处 3：维持皮肤屏蔽的完整性

防止角质层水分散失，而且皮脂腺分泌的酸性物质能使皮肤维持弱酸性，防止细菌和病毒入侵。

● 好处 4：影响微生物组成

皮脂和水分的含量多寡，会影响皮表的微生物组成。

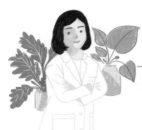

细胞分子生物学博士
头皮健康"扫盲"

为何女人易老

皮脂细胞的形成是由不同的分子途径所调控，皮脂的分泌则是由激素强力调节，特别是雄性激素。青春痘和脂溢性皮炎就是过多皮脂造成的皮肤疾病。

皮脂腺的分泌功能是否旺盛，主要是看皮脂分泌量，测量对象是角鲨烯和蜡酯，因为它们是皮脂所特有的脂质，不受皮肤其他细胞的影响。

雄性激素和肾上腺皮质激素是影响皮脂腺分泌的两大激素，它们会使皮脂腺的腺体肥大，分泌功能增强，所以一般男性比女性皮肤偏油、毛孔粗大；儿童和中老年人的皮肤偏干，而青春期皮肤偏油。长期使用类固醇的人，皮肤容易出油、长痤疮，也是这个原因。

此外，雌激素、类维生素A、生长因子和生长激素、黑素皮质素和一些皮质细胞上的受体，也都会影响皮脂腺的分泌。

由于皮脂腺对激素很敏感，所以造成分泌上的不稳定性，常会让女性感到困扰，例如：女性在经期特别容易冒痘痘，这种痘就俗称"经期痘"。

　　雌激素会抑制皮脂腺分泌，女性停经后雌激素和雄激素同时减少，皮脂分泌量骤减；男性相对较晚，在七十岁左右开始减少。

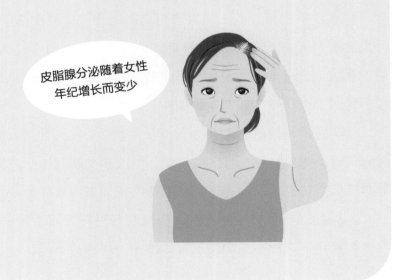

皮脂腺分泌随着女性年纪增长而变少

皮脂腺出问题，出油症状Ａ：脂溢性皮炎全身都会犯

头皮分泌刚刚好，局部才不会发炎

诚如前面提到，皮脂的分泌是由激素强力调节，特别是雄激素。因此，青春痘和脂溢性皮炎，就是皮脂过多所造成的典型皮肤疾病。

而皮脂腺分泌会决定头皮是油性或干性。一般而言，油性的脂溢性皮炎，会有发红、渗液、糜烂、结黄厚痂等症状，痒感比较剧烈，黏腻皮屑或发红的结痂屑块会堵塞毛孔，造成皮脂积存毛囊，并发感染；相对应干性皮肤的脂溢性皮炎，会有干燥、结痂、鳞屑、瘙痒、头发干燥，炎症虽不明显，但常伴有脱发。总之，皮脂腺分泌过多或是过少，都属于失衡现象。

常见且难根治的脂溢性皮炎不仅发生于头皮，凡是人体皮脂腺分布较多的部位，都是好发的部位，绝大多数都起因于皮脂腺分泌异常旺盛。另外，脂溢性皮炎也是最常见引发头皮痒的原因之一。

脂溢性皮炎容易反复发生，病情时好时坏，用"野火烧不尽，春风吹又生"来形容脂溢性皮炎的治疗，再传神不过。

哪些状况头皮油脂冒不停

○ 状况：遗传体质

皮脂腺的功能表现来自先天遗传，双亲当中如患有脂溢性皮炎，下一代将有较高的发病率，因此医学界普遍认为脂溢性皮炎只能控制，无法根治。

★★ 对策：请这么做

注重后天的正确清洁与保养，避免压力或刺激皮肤发炎的诱因，例如爱吃烧烤炸辣类食物和甜食、喝浓咖啡、熬夜、嗜烟酒等。

○ 状况：微生物感染

半个世纪以来，马拉色菌过度增殖始终被视为诱发脂溢性皮炎的头号嫌疑犯。马拉色菌属是真菌的一种，为人体皮肤上的正常菌群，需要长链脂肪酸作为营养，但无法自行合成，必须分解人体的皮脂来维持生命，人体皮脂腺分布较多的部位，就成为脂溢性皮炎的好发部位。

★★ 对策：请这么做

大家耳熟能详的抗头皮屑药物成分，全是冲着杀菌灭菌而来，但其实造成脂溢性皮炎的因素非常复杂，所以治疗成效往往差强人意。医生的处方以使用含药洗发水为主，特别严重的局部，辅以外用药膏帮助治疗。

○ **状况：内分泌失调**

精神压力大、饮食作息不正常、女性经前综合征等，引发内分泌失调，皮肤代谢紊乱，影响皮脂分泌进而引起炎症。

★★ **对策：请这么做**

纾压解郁、从事户外活动、清淡饮食、远离咖啡因与烟酒、温水泡澡、起居正常，都有助调适心情，释放压力。

○ **状况：免疫力低下**

精神压力大、饮食作息不正常、生病或开刀住院，以及使用类固醇等免疫抑制药物或抗生素等，都会影响人体免疫功能，或是助长正常菌群里的某类细菌过度活跃，导致皮肤易受感染。

★★ **对策：请这么做**

调整生活作息，多补充营养提升免疫力。

○ **状况：气候变化**

只要是会影响皮脂腺分泌的因素，都可诱发或加重脂溢性皮炎。例如，天气冷的时候皮脂腺分泌减少，病情可能加重；而夏天潮湿闷热，皮脂腺分泌量大增，霉菌变得活跃，也会诱发头皮瘙痒、头皮油、头皮屑多。

★ ★ **对策：请这么做**

干燥时使用洗净力温和的洗发水，加上头皮保湿的精华液。闷热皮脂多时，使用洗净力较佳的洗发水。

专家建议调理脂溢性皮炎要留意

许多人喜欢以去油、去角质的产品清洁脂溢性头皮，没有注意自己是属于干性或是油性头皮，若属于干性者，反而会破坏肌肤原本的水油平衡，造成皮脂膜失去保护功能，导致头皮更容易过敏、感染发炎。

长期使用药用杀菌洗发水会出现抗药性，因此必须换着用，更替不同的药效成分。而部分抗头皮屑药物成分可能会刺激皮脂分泌，反而加重脂溢性皮炎病情，使用前应仔细选择。

要特别说明的是，出生六个月内的小宝宝，受母体激素残留影响，皮脂腺分泌旺盛，常会有脂溢性皮炎，出现头皮屑。黏糊糊的头皮屑长在新生儿光亮的头皮上，看起来格外显眼，让大人感到焦虑。只要静待4～6个月，当母体的激素在宝宝体内逐渐代谢完，头皮屑就会不药而愈了。千万别急着洗净皮脂，这样会破坏小宝宝的角质层，提高日后异位性皮肤炎发生的概率。

皮脂腺出问题，出油症状B：
头皮生态不平衡，诱发毛囊炎

头皮微生物在蠢动，毛囊发炎了

从小到大，每个人或多或少都有过毛囊炎，青春痘就是毛囊炎的一种。毛囊炎并非过敏，最主要原因是细菌或真菌感染，尤其以细菌感染最常见。

我们全身的皮肤栖息着大量微生物，包括细菌、真菌、螨虫，甚至还包括病毒。它们以皮脂和角质为食物，天天大快朵颐，在此繁衍子孙，与宿主（人类）及其他微生物形成共生共荣的生态圈。如果有朝一日生态失衡，比方说头皮角质层受损、头皮闷热潮湿，或皮脂的成分比例发生变化，会特别容易助长某一类细菌、真菌或螨虫滋生，可能因此引起炎症反应。

微生物诱发的毛囊炎，一般并不会传染，但是免疫力太差的人，仍不能排除遭到感染的可能。影响免疫力的因素，除了长期劳累、营养失调、精神压力大之外，还要考虑到是否患有慢性疾病。此外，不当用药破坏菌群平衡，或是长期使用类固醇、免疫抑制剂，都可能增加感染风险。

毛囊炎好发于生活作息及饮食不当的人

哪些人容易患毛囊炎呢？应该这么说，所有影响激素分泌与造成身心压力、降低免疫力的因素，都容易诱发毛囊炎。例如：内分泌变动剧烈的青春期或怀孕期妇女、皮脂分泌旺盛的体质、罹患脂溢性皮炎的人等，比较容易得毛囊炎。而生活作息紊乱、睡眠品质不良、喜食肥腻油炸或精制加工食品，也容易罹患毛囊炎。

汗水、油垢、污垢不清洗，绝对是微生物的温床。然而过犹不及，过度清洁也会破坏表皮的防御力；过度保养，涂抹太多滋润保养品，又会阻碍皮肤的正常新陈代谢。

除此之外，使用类固醇药物或免疫抑制剂、补充雄激素、服用锂盐等药物，都会改变皮肤的正常生理作用。

毛囊炎不足为患，但也不能忽视

不论男女，进入青春期以后，皮脂腺发育成熟，分泌大量皮脂，一旦人体免疫力下降，或是因清洁保养不当等因素，头皮微生物过度活跃，破坏菌群平衡，就可能引发毛囊炎、头癣等。小小的毛囊发炎，似乎不足为患，但是若清洁处理不当，让感染持续扩大，就有可能继发疔疮、蜂窝性组织炎等，留下疤痕，甚至秃发。

毛囊炎不需要特别治疗也会自行痊愈，不过，有些人则会一再发炎。如果你经常毛囊发炎，寻求药物治疗之前，不妨把毛囊炎视为身体发出的警报，先检视下自己是否身心经常过于疲累？生活作息、饮食偏好、内外的清洁保养、精神压力和习惯用药，是否哪里出了问题？

哪些因素容易诱发头皮毛囊炎

○ 状况：细菌性毛囊炎

多由金黄色葡萄球菌、痤疮丙酸杆菌（常见引发青春痘）等头皮的正常菌群引起，会伴随有红肿热痛、脓疱，脓疱干燥或破溃后形成黄痂，可有轻重不等的瘙痒、疼痛。还有一种绿脓杆菌感染引起的细菌性毛囊炎，容易在使用公共泳池或是泡温泉时感染，多为设施消毒不足造成。

★ ★ 对策：请这么做

避免到上述公共场所，平时彻底清洁头皮，保持个人清洁卫生，必要时接受医师的抗生素治疗。

○ 状况：真菌性毛囊炎

此类多为马拉色菌感染。马拉色菌也是毛囊里的正常菌群，一般不会致病，然而若是因为特殊诱发因素导致菌群过度繁殖，就可能引起真菌性毛囊炎，出现半球形丘疹，丘疹通常不出脓，不痒也不痛。

★★ 对策：请这么做

务必保持个人清洁卫生，必要时接受医师的抗真菌（霉菌）药物治疗。

○ 状况：螨虫性毛囊炎

寄居在人体皮肤上的螨虫，是一种蠕形螨虫，它们也像表皮的正常菌群那样，遍布人体皮肤，与我们和平共生。但是当头皮的微生物生态平衡被打破，这种遍布头皮的节肢动物就可能引发丘疹或脓疱，时而造成头皮痒感。

★★ 对策：请这么做

接受医师的杀虫、驱虫剂治疗。

头皮健康关键组织（三）：毛囊再生力——活化毛发生长，逆转秃发白发

毛囊失去战力，秃发、白发很恼人

容易脱发的人，不只是头皮油腻，就连发根也变得不牢靠，用手轻轻一拨，或用梳子梳一下就会掉一撮头发。出现秃发、白发是我们最不乐见的现象，无疑头皮老化已经进入了敏弱、出油、秃白的第三步了。过早出现白发（约40岁是一个分界点）、过早出现秃发（遗传性秃发可能在20岁左右就会掉发），这些案例在临床上很常见。

脱发、秃发、白发虽然不是致命性的疾病，但通常会担心别人对自己的观感，有些人会出现自信心低落，影响社交行为。想要避免走到如此这般境地，就必须来认识头皮以下的毛囊世界，正式进入头发制造工厂。

深入毛囊，揭开生发、黑发的秘密

头皮以上是发干，以下是毛囊，现在就一起进入头发制造工厂，看看头皮毛囊里哪些组织掌控着生发大权？掌控黑发的关键又

藏在哪里？为何可以让头发变得乌黑亮丽？以下为大家介绍毛囊的各个重要部位。

● 毛球

位于毛囊根部最深处会膨胀呈球状，称为毛球，它是由毛乳头和毛基质所组成。

● 毛乳头

堪称是毛囊的心脏，位于毛球底部中央部位称为毛乳头，由毛乳头细胞组成，是掌控毛囊发育的关键。因为毛乳头细胞周围环绕着神经和血管，通过充足的血液循环，供给丰富的营养，毛乳头细胞就会分泌大量生长因子，刺激毛基质角质细胞增生形成发干，并且也会促进黑色素细胞大量分泌黑色素，如此一来，发干就会长得又粗又壮，且乌黑亮丽。

● 毛基质

蕴藏着头发长长、长黑的生命之源，主要由生长活力旺盛、形成发干的角质细胞所组成，其间夹杂着提供头发颜色的黑色素细胞。底层较原始的细胞很柔软，而上层分化成熟的细胞会逐渐角化而不再是活细胞，成为主要由角质蛋白所组成的坚硬毛发。

● 隆凸区

毛囊再生的希望所在。隆凸区内有一群干细胞，包括表皮干细胞和黑色素干细胞，统称为毛囊干细胞，负责毛囊组织的再生。毛囊干细胞是具有多功能且有高度分裂能力的细胞，能自我更新。有人形容毛囊干细胞是具有超强能力的细胞妈妈，会提供新的细胞给休止期的毛囊，让毛囊重新进入成长期，以便长出新的头发。

- **皮脂腺**

皮脂腺可分泌油脂称为皮脂，油量分泌的多寡会决定头皮和头发的性质，通常有油性、干性之分。由皮脂腺分泌出来的皮脂会先流入毛囊，再流到表皮外面，对头皮具有保护作用。

- **立毛肌**

由真皮层延伸至毛囊周边的立毛肌是一层平滑肌，作用是调节温度或情绪改变时的毛发变化。寒冷或恐惧时，头发会因收缩有竖立现象。立毛肌和毛囊干细胞所在的隆凸区是互相连接的。有研究显示，一旦立毛肌萎缩分解，毛囊组织就会死亡，不会再生。

秒懂！毛囊组织的重要部位

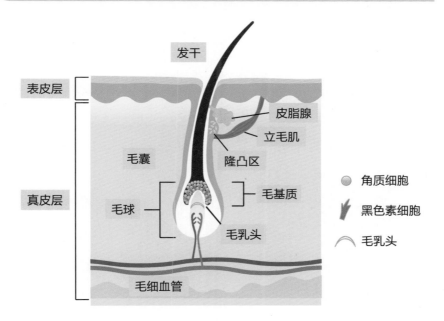

- **毛乳头细胞**：分泌大量生长因子，促进毛基质所在细胞增生→决定乌黑亮丽秀发的关键
- **毛基质**：含角质细胞和黑色素细胞，也是形成发干的细胞→提供头发长长、长黑的关键
- **皮脂腺**：分泌油脂，依据分泌量的多寡，通常分油性、干性头皮→决定头皮出油的关键
- **隆凸区**：毛囊干细胞的基地，负责补充毛囊细胞→决定毛囊组织再生

专家教你辨别正常掉发与异常掉发

每天掉50～100根头发是很正常的新陈代谢现象。头发以平均数十万根来说，将这些头发平均分布在整个休止期，以100天估算，大概就占休止期的1%或是小于1%，所以每天掉100根以下的头发，是正常现象。

但是，如果脱发厉害，超过100根，并持续几个星期，就属于异常脱发，代表原本自然头发生长周期遭到破坏，使得脱发速度比头发再生来得快就要注意了。

正常人的头皮有8万～15万个毛囊，数量及密度由基因决定，出生时已经确定，并会随着年龄增长逐渐下降。而且，头发不是一直在生长，它是周期性成长，有85%～90%的头发正在生长期，有5%～15%则在休止期。

毛囊生长周期

- 成长期：约85%的毛发处于此时期，可持续3～5年。
- 退化期：1～2周。
- 休止期：10%～15%的毛发处于此时期，可持续5～6周。

秒懂！毛囊生长周期

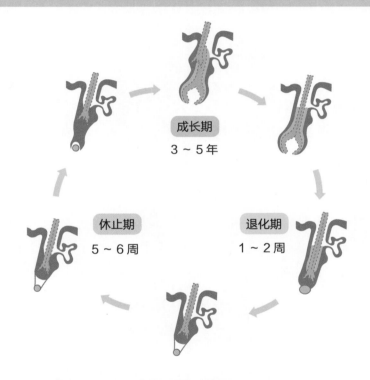

成长期
3～5年

退化期
1～2周

休止期
5～6周

头发的毛囊属于永久毛，而且有生长周期。它可分为三个阶段：成长期、退化期、休止期，最后再回到成长期，这称为毛囊生长周期或头发生长周期

一个人一辈子可以有20～30次的循环周期。在成长期毛囊会产生完整发干；在退化期和休止期，毛囊会重新设定并准备好干细胞以接收信息，再进入下一个循环产生新的发干

毛囊出问题，老化症状：秃发——男女秃发情况大不同

严重脱发造成的秃发

形成脱发的原因很多，每个人不尽相同，男性与女性更是不同。不过，对患者所造成的尴尬、沮丧、忧虑、无奈、自卑、无助等情绪影响，不论男女都是一样的。

- **男性秃头从前额或头顶开始，之后只剩后脑勺有头发**

高达95%的脱发属于雄性秃。男性雄性秃不会短时间形成，而是随着时间递增而出现不同的形态。先是前额或头顶先脱发，如果发现前额或两侧的发际线往后退时，就需要注意了。脱发会慢慢进展，有些人在侧秃的部位会形成M字形，有些人的头顶会同时出现秃发。随着年龄增长，前额及头顶秃发范围越来越大，最后整个头顶都秃了。

- **女性秃头沿着头顶中央颅顶骨往外扩散**

绝经后女性有40%会出现一定程度的雄性秃。典型女性雄性秃的脱发是沿着头顶中央颅顶骨，也就是分线开始往外扩散，最严重时也是头顶秃光。

男女秃发的进展差异

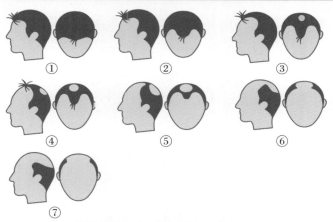

脱发
男性

通常男性秃发是从前额发际线逐渐往后退，
或是头顶部毛发逐渐变稀疏

脱发
女性

女性则是从头顶发际线开始慢慢稀疏，
中间脱发越来越清楚，到最后变成秃发

哪些情况容易造成脱发、秃发

状况1：雄性秃是属于遗传性脱发

雄性秃的特征是毛囊逐渐萎缩及毛发生长周期改变，也就是说，毛囊的成长期缩短，休止期延长，毛球呈现萎缩状态。进一步详细说明形成的原因是，毛囊中的第二型5α-还原酶会将雄激素睾酮代谢为二氢睾酮，一旦二氢睾酮被雄性激素受体接受，进入毛囊细胞的细胞核内和DNA结合，就会启动一系列的细胞反应，攻击毛囊使细胞凋亡，就会造成毛囊的成长期缩短，停留在休止期，形成毛囊萎缩而导致秃发。

雄性秃因为是遗传基因使然，一般人会认为没救了，自我放弃。但是同样有此基因者，有些人会在两年内秃光，有些人会延长至二十年后才秃光。所以，最好提早通过适当养护，延缓秃光的时间，就不会比同龄人看起来更老。

状况2：毛囊受损严重瘢痕性秃发为永久性脱发

还有一种瘢痕性秃发，这是由于毛囊受损严重，周围软组织产生纤维化，形成疤痕组织，已无法再生，成为永久性脱发。

状况 3：斑秃属于压力或疾病性的可逆短暂脱发

例如：压力性脱发、自体免疫疾病等的脱发，只要找出原因，缓解压力及寻求治疗，很快头发就会再长出来。

状况 4：其他秃发类型

除雄性秃、斑秃以外的秃发，都可以归类为其他秃发形态，如生长期秃发（化疗）、休止期秃发（生产后）、炎性秃发，以及用力梳发、洗发时过度拉扯等，但这些类型发生的比例不高。

雄性秃的头皮，油不油

前文曾提及，皮脂腺分泌皮脂量的多少受到激素的影响，其中的雄激素对于雄性秃的人而言，作用最直接。我们知道雄激素睾酮会受到细胞内5α–还原酶的作用，转化成二氢睾酮，二氢睾酮会造成毛囊萎缩。

和毛囊内的角质细胞一样，皮脂细胞内也有二氢睾酮受体，受体和二氢睾酮结合后进入到细胞核，启动相关基因，使得皮脂细胞增生造成皮脂腺肥大、分泌大量皮脂。因此，雄性秃的人会大量出油及脱发。

不过也有研究显示，雄性秃的皮脂分泌和一般人相差无几。雄性秃的头皮之所以看起来感觉比较油腻，其实是因为头发多的人皮脂腺分泌的皮脂会沿着发干覆盖在头发上，类似灯芯作用，所以不会有太多皮脂停留在头皮上。但是头发稀疏的人，缺乏头发承接皮脂，头皮才会显得特别油腻。

头皮油多，秀发不保

大量的油脂容易造成毛孔堵塞，并且聚集嗜食脂质的微生物（细菌、真菌、毛囊螨虫）大量滋生，代谢出更多炎性物质，刺激毛囊周边细胞产生炎症反应。毛孔堵塞加上组织发炎，如果不适度清洁毛孔、抑制炎症反应，终将导致毛囊细胞萎缩坏死，就好像植物的根部腐烂，断送了生机。所以头皮油腻的人，他们的毛囊绝大多数都不健康，头发通常偏细软；反之，头皮干爽的人，头发的发干则比较粗大且健康。

秃发有救吗？怎么救

现行市售药用生发药物是从治疗高血压、前列腺肥大的药物中发现的，目前全世界证实有效且通过严格的美国食品及药物管理局认证的生发成分只有两种：分别是外用的非那雄胺以及口服米诺地尔，以及最近这两三年新亮相的口服药物度他雄胺。

不过，药用生发产品都或多或少对人体有不良反应，例如含有米诺地尔的药物，有些使用者会有头皮刺激及瘙痒等不良反应；另一类含有非那雄胺的口服生发产品，常见的不良反应是性欲减退、勃起功能障碍、精子质量降低。

当然，也可以采取自体毛发移植的植发手术，但是花费高昂。许多苦于脱发困扰的人，都想知道是不是有其他不含任何药物，也不会产生任何不良反应的生发产品，而我们团队回应这样的诉求，也终于研发成功。

毛囊干细胞不死，生发就有希望

如果是正常的老化或是遗传，并不是完全不可逆，因为身体具有强大的自愈力，头皮当然也有复原力，头皮复原力的最大关键就是毛囊。如果毛囊萎缩，头发无法按自然方式生长，就需要靠毛囊隆凸区的干细胞。因此，只要能成功活化此处的干细胞，毛囊干细胞就会移行到毛乳头及其周遭，如此一来，就可重启毛发生长了。

例如，我们团队从初乳萃取的乳铁蛋白中，开发了具有生发、黑发等功能的"乳铁蛋白多肽"，主要的作用机制就是活化毛囊内各个细胞，使其维持正常功能，即使年龄增长，也能持续拥有乌黑亮丽的头发。

毛囊出问题，老化症状：白发——染发容易伤头皮

白发是一种老化现象

头发的发干是由角质细胞成熟老化后的角质蛋白形成的，想要长出一根黑发，这是一连串复杂又漫长的分子机制，只要有某个环节不到位，就无法顺利长出黑发。

出现白发，一般都会认为是老化的象征，正常老化的白发年龄会依据人种不同稍有差别，一般黄种人40岁开始长白发，而25岁前出现白发则称为少白头，是遗传基因造成的。对男性而言，白发会在两鬓处较快出现，接着是头顶，然后是头颈部，胡子和身体最后才会出现；而女性白发，一般较多出现于头顶发际线。当然，上面所描述的状况并非绝对，存在个体差异。

黑色素细胞位于表皮底层，负责产生黑色素的细胞，存在于皮肤，包括表皮、真皮和毛囊，也存在于其他器官中，例如眼睛、内耳等部位，而决定头发颜色的正是位于毛囊里的黑色素细胞。

当头皮老化出现白发时，毛囊中已经分化的黑色素细胞及黑色

素干细胞的数量会明显减少。不过，究竟是什么原因造成黑色素细胞减少，详细原因还不是很清楚，有待进一步研究。

但是我们的研究证明，只要刺激毛囊内的黑色素细胞增生及分泌更多黑色素，就能使毛囊重新长出黑发。当头顶上出现大量白发时，染发已成为主流，以细胞生物学的观点来看，这终究不是完美做法，但是"一黑遮多丑"，甚至能马上见效、快速方便。

头皮健康比染成五颜六色更重要

染发在过去通常是为了遮盖白发，如今成为时尚配备，讲究发色和妆容、服饰、包包、鞋子必须整体搭配，所以花样不断翻新。从永久染、半永久染、暂时染到漂染、矿物染、植物染、护发染，名目繁多，而且越来越简便快速。以前必须上美容院，动辄染上好几个钟头，花费大把钞票。现在甚至只要在家洗头，就可以把五颜六色染在头发上。

无论怎么染，最重要的是切莫伤害头皮，如果伤到头皮，导致发炎、瘙痒、溃烂、脱发，美丽的头发寿命就得提前寿终正寝了。况且，还有许多人都不知道，染发只会越染越白，甚至提早让黑发变白。

头发只会越染越白吗

为什么说永久性染发会加速头发变白，让人步上依赖染发的"不归路"呢？这就要说到过氧化氢这种化学物质了。

过氧化氢也就是俗称的"双氧水"。它是造成头皮提前老化的主要杀手，而永久性染发、化学烫发的药水，都是通过其氧化破坏作用，改变毛发分子结构，进而赋予卷曲度或是使原本发色褪去，以达到上色的目的，所以原本黑发内的黑色素会被漂白。

此外，过氧化氢引发的过氧化作用会破坏毛囊内的黑色素细胞，加速白发生成，甚至缩短头发的生长周期，造成提前脱发，对头皮和头发的杀伤力十分严重。

永久性染发和化学药水烫发，都是建立在破坏基础上的，这种美丽最好偶尔为之。过渡期间尽量利用发型设计遮掩，或以简单的补染来延长染烫发的间隔时间，好让头皮有足够休养生息的复原机会，才能够承受下一波的破坏。

如果只是为了遮盖白发，会更加依赖染发，形成恶性循环。

"天然护发染发"听起来温和，是否安全呢

真正百分之百的纯天然染发色料，无法覆盖深色头发的颜色，

只能暂时"遮住"浅色头发（例如白发）的表面。为了和化学合成染发剂有所区分，因此市面上常常以"护色"诉求称之。

然而增色染、护色染、护发染，名称相当混乱，没有明确定义，让有心人有机可乘。许多化学合成染发剂都标榜着"天然本草""纯植物萃取""增色护发染"，其实只是在其中添加少量的植物萃取成分作为卖点，本质上仍然是化学合成药剂。

尤其只要是双剂型的染发剂，必定是永久性化学染发剂，真正百分之百的天然染发剂（例如纯指甲花粉），是不会有双剂型的。而号称可以快速上色的染发剂，也不可能是百分之百纯天然植物成分。

因为真正的纯天然植物染发很难上色，调水以后的植萃粉末必须厚重地涂抹在头发上，包裹数小时之久，否则不易上色。即使如此，也是一洗就掉色。

染发剂怎么选？ 天然染发剂一定安全吗

染发的伤害，通常都来自染发剂的原料。其可粗分为三大类：一类是纯天然的植物染料，第二类是金属染料，第三类是化学合成染料（人工合成的小分子化合物）。

染发的效果与伤害性成正比，染发剂越是能够深入毛发内层、发色越持久，对发质和头皮的伤害也越大；效果较差的染发剂，色料只能附着在毛鳞片表层，伤害相对低。有些人认为只要是"纯天然"就是安全保证，但事实真是如此吗？

染发剂上百款，该选哪一款

种类一：纯天然植物染发剂

纯天然染发原料以植物为主。常见的植物萃取原料出自指甲花、洋甘菊、胡桃壳等，其性质相对比较温和无害；缺点是颜色选择少，上色不易，操作时间长（必须等上几小时），又没有覆盖深发色的效果，而且只能维持一周左右就会褪色。唯一要考虑的是，这类天然原料萃取后可能有重金属残留问题。此外，市面上很多号称"植物性染发剂"的产品，其实添加了化学合成染发剂或金属性染发剂，帮助增强显色效果与持久性。

种类二：金属染发剂

利用银、铜、铅、铋、镉等金属化合物，与头发角蛋白里的硫产生反应达到上色效果，而且属于渐进式的，好处是发色显得较自然，但染色效果较差，无法百分百覆盖所有白发。再加上是依靠头发的角蛋白作用而成，若是角蛋白受损，就会影响发色。所以，发色有可能偏黄甚至偏绿，无法达到预期效果。有些人甚至担心这些金属会有残留的问题，造成健康隐患。

种类三：化学合成染发剂

1．永久性：效果维持3个月

化学合成染发剂染发效果佳，尤其是双剂型的永久染，可以持久上色，但是它的作用原理是建立在"破坏"的基础上。也就是第一剂先用碱剂氨，打开头发的鳞状皮质层，好让第二剂成分容易进入；第二剂再以过氧化氢破坏皮质层蛋白质，脱出里面原有的色素，以便染发剂进入发丝形成新颜色。

另一功能是小分子染料进入皮质层后，受到过氧化氢的氧化作用，聚集成大分子跑不出来，留存在皮质层。因此，即使洗发也不会将大分子的染料洗掉，所以染色效果可长达3个月。

永久性化学染的伤害主要来自染剂和过氧化氢，而且这些染发剂的色素必须有特定的结构要求。过去研发人员为了降低染剂毒性，尝试以食品级色素取代，但食品级色素无法在头发上显色，只得作罢。

2．半永久：效果维持1个月

由于氨、过氧化氢、特定结构的化学原料，都是作用强烈的氧化剂和致敏成分，有很大的安全争议，于是有了相对比较温和的半永久染，成分中少了过氧化氢，可降低伤害。缺点是色料无法长期停留在毛发皮质层，最多1个月就会褪色。

关于化学合成染发剂是否会引发人体癌变或肝脏病变，数十年来一直都有争议，但是它可能造成头皮过敏、红斑、瘙痒、水疱、溃烂以及黏膜发炎、肺部刺激，已经被临床证实。染发不宜三天两头尝鲜，要慎思、慎选。

头发整体结构

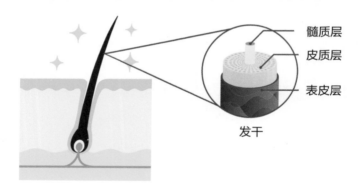

髓质层

皮质层

表皮层

发干

染发持久度和染料附着深度的相关性

染发效果和使用的染发剂成分有关，
染发剂越深入发干，染发效果越持久

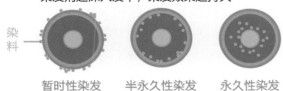

染料

暂时性染发　　半永久性染发　　永久性染发

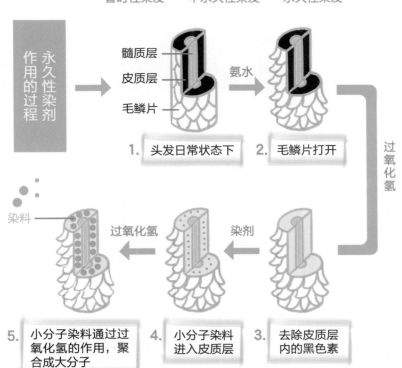

永久性染剂作用的过程

髓质层
皮质层
毛鳞片

氨水

1. 头发日常状态下

2. 毛鳞片打开

过氧化氢

染料

过氧化氢　　　染剂

5. 小分子染料通过过氧化氢的作用，聚合成大分子

4. 小分子染料进入皮质层

3. 去除皮质层内的黑色素

121

一次解惑！染发小问答

特别收录

Q 时下很受年轻人欢迎的泡泡染是否安全呢

A 大家或许没有注意到，健康相关部门曾经在2016年对民众的染发安全提出建议，标题是"健康染发5个小技巧"：

技巧1 "染前选"：选购有"药化妆品许可证字号"及完整标识的染发产品。

技巧2 "发健康"：检查头发周围皮肤及头皮是否健康，头皮有伤口时千万不要染发。

技巧3 "要看明"：了解染发产品使用方法及注意事项，正确使用染发产品。

技巧4 "安全染"：不宜用洗发搓揉方式进行染发。

技巧5 "全注意"：留意染后皮肤状况，每次染发必须间隔3个月以上。

发现了吗？泡泡染就犯了上述的第四项禁忌。使用化学合成染发剂染发的人，都应该知道染发前不要洗头，而且应事先在头皮上涂抹隔离霜（液），染发时染发药剂不可接触头皮，这般重重防护都是为了阻隔头皮直接接触染发剂。如此大费周章地染发，都还未必能漂亮上色，泡泡染却能一面洗发一面上色，药剂与头皮零距离接触，其中的安全性如何，消费者不妨细细斟酌。

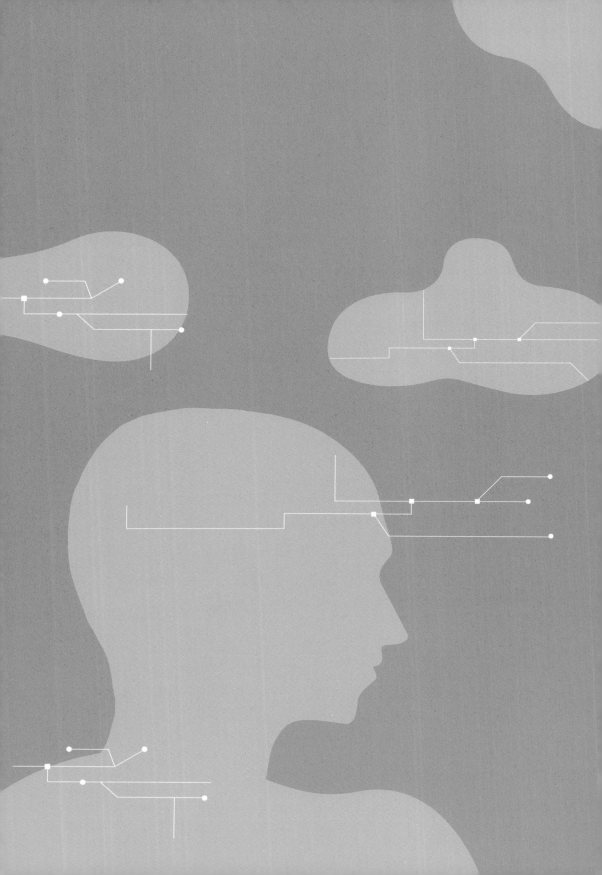

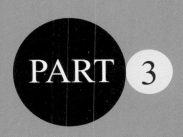

头皮自救标准操作程序

头皮自己救，避免
头皮老化这样做

以前，你是自己头皮的杀手，

误用了很多不适合头皮的洗发及护发产品，

搞懂头皮结构和平衡须知后，

就要慎选适合自己头皮及发质的

洗发水和护发产品，

才能给予头皮正确合适的滋养及清洁，

让发质越来越好！

想要乌发亮发，就要选对洗发水

研究洗发水，起因父亲秃发、女儿手脱皮

洗发数十年，一直没有认真看待过洗发水，反正这瓶用了不喜欢，就换下一瓶，感觉好像买彩票，永远有新奇的花样和期待。直到父亲的后脑勺秃了一块，女儿的十根手指头永远在脱皮，才让我开始好奇究竟哪里出了问题？

正当踏破铁鞋无觅处之际，母亲的一句话点醒了我。她以精辟的观察力提供线索："你爸每次洗头，总是把洗发水倒在手心上，然后直接往后脑勺一贴。"不经意的一句话，让所有的线索都连接上了，问题应该就出在洗发水。

一开始，我仍半信半疑，直到给家人使用了自家研发调配的洗发水后，父亲局部的秃发长出来了，女儿的手指也不再脱皮，我才逐渐有了信心，大胆分享给手脱皮的亲朋好友们，后来竟然得到一致好评，这才确定洗发水的作用实在不容小觑。我越深入探究洗护发产品的配方，越发现其中大有学问，不再当它只是五花八门的护发配角。

表面活性剂是洗发水的灵魂

洗发水的主要功能是清洁，因此"具有清洁效果的表面活性剂"就是洗发水的灵魂，然后才是标榜特殊功效的活性成分，而保湿剂、增稠剂、珠光剂、香精、色素等，则是用来调整使用者的体验感，以及稳定洗发水的品质。

选择洗发水，说穿了主要在于表面活性剂的选择。什么是"表面活性剂"呢？油和水是两种不相容的物质，无论是将水加在油中，或是将油加在水中，二者始终界面分明，所以清水是洗不掉油污的。多亏有了表面活性剂，可让油水一家亲，轻轻松松就可以把油污带走。

表面活性剂的特性，在于成分的一端是许多碳原子和氢原子所组成的长链，称为"亲油端"，另一端则是亲水性的原子团，称为"亲水端"。当我们在清洁过程中，亲油端吸附油污，而用清水冲洗时，亲水端会抓住亲油端一同被水冲洗掉，完成清洁作用。

表面活性剂在生活中的应用非常广泛。从香皂、牙膏、沐浴乳、洗发水等个人卫生清洁用品乃至化妆品、食品的调制，都必须用到各种表面活性剂。而润发乳含有许多滋润的油性成分，因此也会适量添加表面活性剂（乳化剂），好让油水相融。

最常使用在洗发和护发产品中的表面活性剂，大致可以分为以下几大类，按照化学性质和作用特性，各有适用的发质和头皮性质，读者可以根据自己的需求对照选购。

▶ 看懂表面活性剂，选对洗护产品 ◀

类别	例子
阴离子类 （亲水性端带负电）	月桂醇硫酸酯钠盐、月桂醇硫酸酯铵、月桂醇聚醚硫酸酯铵，属于硫酸盐类洗发水 甲基椰油酰基牛磺酸钠、椰油酰基谷氨酸钠，属于氨基酸类洗发水
阳离子类 （亲水性端带正电）	西曲氯铵 聚季铵盐，属于护发成分
非离子类 （不带电）	脂肪醇、鲸蜡醇、硬脂醇，属于护发成分
两性类（亲水性端的电性由溶液中的pH值而定）	椰油酰胺丙基甜菜碱 椰油基甜菜碱、月桂亚氨基二乙酸二钠

注：单一产品中，可能混合各种不同的表面活性剂及护发成分。

特性	应用	适用	不适用
深度清洁、净化功效	深度净化洗发水	脂肪堆积的头皮，深度清洁	漂染发质、受损发质、毛糙发质
抗静电、头发软化剂、温和清洁	润发乳	通常与阴离子类表面活性剂结合使用，大幅改善头发卷曲毛糙	无
温和清洁功效	润发乳（发质脆弱者，可使用此产品取代洗发水进行头发清洁）	自然卷发质、脆弱发质	油性发质以及规律使用含硅油产品者
温和清洁、不刺激眼睛	低泡沫洗发水、温和洗发水	化学性伤害发质（烫染发质）、脆弱发质	无

关于表面活性剂，你该知道的事

特别收录

Q 在台北使用具有柔亮蓬松作用的洗发水，带到高雄使用，头发却变得黏腻扁塌，是什么原因？

A 洗发水里的表面活性剂，对离子非常敏感，所以在制作上要使用纯水或是去离子水，以便将离子的影响降到最低。如果配方中选用的表面活性剂对离子太敏感，就容易受到当地水质的影响，使用品质不稳定发生"在甲地很好用，拿到乙地却走样"的状况。

Q 市面上的功能性洗发水琳琅满目，效果怎么样？

A 洗发水的主要诉求在于适度清洁，其余的辅料再珍奇，添加量都很有限，而且冲洗以后全进了下水道（你还想把它们留在头皮上吗）。即使有些具有药物成分的产品会在使用方法上要求停留10～20分钟，但只能对头皮产生作用，很难对毛囊产生实质作用。有些"功能"，则是为了美观需求而设计，例如洗后蓬松感的洗发水，可以让头发看起来比较轻盈有活力，这其实是利用配方成分里阳离子表面活性剂的化学作用。离子之间会互相排斥，所以吸附了阳离子的发丝彼此排斥而根根分明，让头发变得蓬松。至于能让扁塌发、稀疏发看起来比较"有分量"的洗发水，也是利用配方里的成分，渗透并填充发丝的空洞，或是在发丝表面形成涂层，达到加粗、加量的表面效果。

表面活性剂的用处

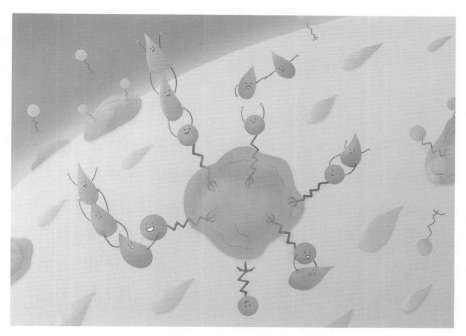

表面活性剂的成分，头部亲水（圆头）、尾部亲油（长链状）。当头皮接触到外来的废弃油污或空污时，是难以用清水洗干净的，这时就需要借助表面活性剂尾部的抓污力结合油污与空污等，通过表面活性剂的头部与水结合，最后汇聚在一起，才能将吸附在头发上的脏污一并带走。冲洗后就是干净舒适的头发，这就是表面活性剂的功能

选护发产品，依"发"而行，才不会错买、乱用

一般人们常用的发膜、发油、护发素、润发乳等产品，就功能而言，属于化妆品范畴，归类为调理剂。而多数人常把调理剂定义为润发乳，其实润发乳只是众多护发产品的其中一类而已。我在这都会将润发乳、发膜等视为护发品。

依发质选对护发产品，才能好上加好

市面上有许多不同类型的护发产品，包括轻盈型、深层滋润型、免洗型及冲洗型等，你知道该如何选择合适的产品吗？

大致而言，发质较油的人可以使用轻盈型护发品；深层滋润型护发品，则适用于烫染损伤的发质。除此之外，免洗型护发产品用于洗发水后，涂抹在毛巾擦干微湿润的头发上，使用后不必再冲水；冲洗型护发品则包括我们常用的润发乳，涂抹于头发上，短暂停留后再用清水冲洗干净。

就成分而言，冲洗型和免洗型都差不多。冲洗型可在洗发时，快速完成护发，并在擦干头发的过程中，头发比较柔顺，感受较好；而免洗型则是洗发后，需在头发湿润状况下，将护发品仔细涂

抹在发丝上，使发丝充分和护发品接触，形成保护膜以达到最佳效果，因此还要多一道保养程序，但效果比较持久。对油性发质来说，可能会变成负担。

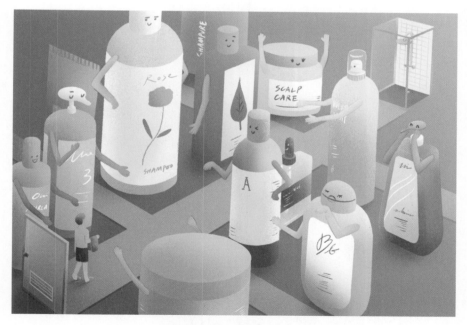

货架上琳琅满目的商品，你知道怎么挑选最适合自己的护发品吗？依自己的发质来挑选就对了！用对护发品，能帮助头发抗静电、减少摩擦力、好梳理，还能让头发有光泽、使发丝结构具有保护力

用对护发产品，可使秀发闪闪动人

护发产品的功能诉求在于抗静电、减少摩擦力、增加梳理性，同时增强头发光泽，并修护发丝结构提供保护力。对于发质干涩毛糙、缺乏光泽容易断裂的人来说，建议使用。

例如：刚洗过的头发受到清洁剂的pH值影响，毛鳞片会打开而显得粗糙，加上发丝在清洗、梳理、擦干的过程中不断相互摩擦，都会让毛发处在充满负电荷的状况下。因此，同为带负电荷的发丝会彼此相斥，变得毛糙不服帖。

使用护发品能够借由在头发上附着的带电离子，以中和原始电荷，来减少发丝之间的静电力。

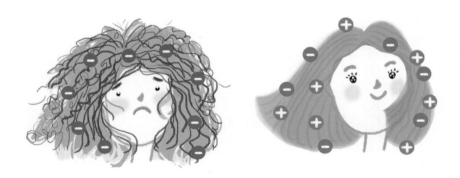

护发品有促进发干对光线的反射效果，使秀发
看起来闪耀光泽，营造"天使光"的效果

护发产品成分的功效，怎么选才对

护发产品按照其成分作用，可分为成膜型、阳离子型、蛋白型三种，读者们可以根据这些成分特性，对照自己的需求加以选择。

① 成膜型护发成分：利用聚合物，在发丝上包覆一层薄聚合物层，在头发上形成薄膜，使头发柔顺、有光泽。

- 功效：润滑、抚平毛糙、顺发
- 作用位置：表皮毛鳞层
- 成分特性：分子量较大
- 成分：硅油、油（植物油比矿物油效果好）、脂肪醇、十六烷基醇

成膜型护发成分作用原理

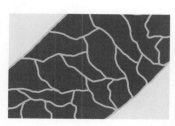

头发表皮层受损毛鳞片排列不规则，头发显得粗糙没有光泽

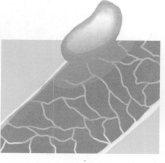

使用大分子的油脂或醇类覆盖不平顺的毛鳞片

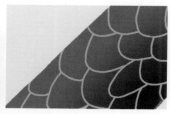

护发后使头发形成薄膜、柔顺有光泽

②阳离子型护发成分：利用阳离子物质阻抗头发产生静电摩擦、易梳理。

- 功效：抗静电、抚平毛糙
- 作用位置：表皮毛鳞层及皮质层
- 成分特性：带正电荷（增加与头发的亲和力）
- 成分：水解正电荷氨基酸、聚季铵盐类、脂肪醇、十六烷基醇

阳离子型护发成分作用原理

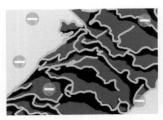 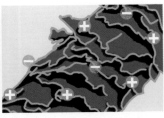 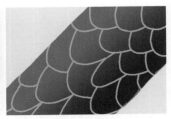

头发在清洗、擦干过程中摩擦，因同带负电荷变得毛糙

使用带正电护发品，中和负电荷

中和负电荷使头发柔顺有光泽

③蛋白型护发成分：利用小分子水解角质蛋白，可以穿透发干，暂时性地增加发丝强度。

- 功效：充盈发丝
- 作用位置：皮质层
- 成分特性：分子量较小
- 成分：水解氨基酸（1000～10000道尔顿）、聚合物、脂肪醇

蛋白质护发成分作用原理

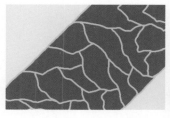

受损头发毛鳞片破损排列不规则

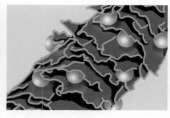

角质氨基酸进入受损的头发，修补发质

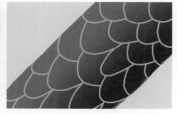

修补后，头发结构恢复完整性，增加强度

▶ 一次认清护发成分、功效及作用 ◀

分类	成膜型	蛋白型	阳离子型
功效	润滑 抚平毛糙 顺发	充盈发丝	抗静电 抚平毛糙
作用位置	表皮毛鳞层	皮质层	表皮毛鳞层及皮质层
成分特性	分子量较大减少静电	分子量较小	带正电荷（增加与头发的亲和力）
成分	硅油、油（植物油比矿物油效果好）、脂肪醇、十六烷基醇	水解氨基酸、聚合物、脂肪醇	水解正电荷氨基酸、阳离子物质、聚季铵盐类、脂肪醇、十六烷基醇
产品市售类型	发膜 护发油 润发乳	角质修护 润发乳	顺发露 润发乳

注：产品中常混合添加不同类型的成分，以达到更好的使用效果。

只是润发而已，硅油会让人却步吗

硅油让秀发好梳理、不受高温伤害

硅油的特性是表面张力低，具有良好的包覆力，可以形成完整薄膜，让头发减少静电、好梳理又有光泽。更棒的是，它有极佳的耐热性，可以保护吹风时的高温伤害头发。于是，添加了硅油的双效洗发水在市场上大为风靡，就连唇膏、粉底、面霜等化妆品，也可见硅油成分。

关于硅油用于美发产品是否安全的争议，由来已久。硅油是人工合成的油性物质，化学名称为二甲聚硅氧烷，是"硅氧化合物"的通称。便宜、无毒、刺激性低、稳定性高，自20世纪80年代克服技术问题以后，开始添加在洗发水内，发挥了令人惊叹的柔顺效果。

硅油究竟好不好

洗润同步的双效洗发水用久了以后，弊端逐渐暴露出来。毕竟洗头发的目的是洗净头皮，润发则是柔顺发丝、预防毛糙。洗发、润发、护发产品的使用目的不同、作用部位不同，硬是将它们混合使用，想要"毕其功于一役"，反而会导致头皮洗不干净，发丝沉重不舒爽，也会让很多人把头皮问题归咎于硅油的"毒害"。

关于硅油的"毒害"，目前欧美的消费安全相关科学会等，还未有硅油导致癌症、脱发、刺激皮肤的证据，也未将其禁止使用于化妆品中，所有结论都认为，在现行法规的用量限定下，硅油产品是可以放心使用的。

对于发质强健的人来说，硅油并非必要，油性头皮或发质的人，硅油还会加重头皮负担；但如果是长头发、毛糙发的人，硅油或许可以帮得上忙。硅油究竟灵或不灵，完全看消费者能否辨明自己的需求。

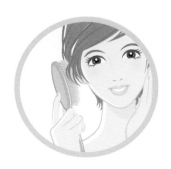

好梳理，头发不容易断裂！

洗头发后，头发变得毛糙的原因

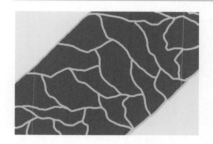

一般正常情况下毛鳞片服帖

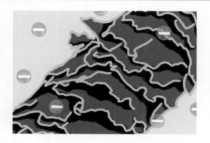

头发在清洗时受到清洁剂酸碱值的影响，毛鳞片会打开而显得粗糙。梳理、擦干过程不断相互摩擦，产生负电的发丝会相斥、变得毛糙不服帖

硅油相关产品的功效

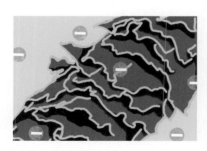

毛糙不服帖的头发

硅油产品→

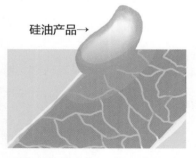

硅油表面张力低，具有良好的润滑力和包覆力。在头发上形成完整薄膜，可以让头发减少静电、好梳理又有光泽感

141

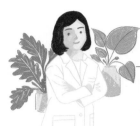

细胞分子生物学博士
头皮健康"扫盲"

如何知道头皮清洁过度呢

头皮紧绷，甚至干涩、敏感发痒，就表示已经清洁过度。必须厘清的是，不少人以为洗后发丝干涩就是过度清洁，但专家的看法并非如此。

虽然我们习惯说"洗头发"，但其实正确的说法应该是"洗头皮"，头皮才是我们照顾的主力。毕竟头发是从头皮冒出来的，头发种在头皮上，没有健康的头皮，头发也岌岌可危。没错，就是那句老话：皮之不存，毛将焉附。所以，是否清洁过度，必须以头皮为准，而不是发丝。

想要发丝洗起来不干涩，只要在洗发水里面添加一些阳离子表面活性剂去除静电，就可以达到发丝光滑柔顺的效果。又例如，某品牌当年主打的成分"硅油"，在发丝表面布上光滑涂层，可以让梳子从发根溜滑梯似的滑到发尾，都是改变发丝化学作用的"表面功夫"，并不能当成评断洗发水品质好坏的标准。

一般而言，那些以天然成分著称的品牌产品，洗后发丝都比较干涩，这是因为少了用来调整洗后质感的成分，这和头皮清洁过度其实是两回事。

洗出健康发，先找出头皮和发质属性

一般而言，洗发水的包装都会标示油性／干性／中性发质使用，与其说是发质生理特性，倒不如说是头皮生理特性更为正确。若要细细追究，还有些人可能出现头皮是油的，而头发是极度干燥的情况。通常极度干燥的发质是过度染烫、头发遭到破坏所致。

然而，你知道自己的头皮性质吗？如果不借助检测仪器，该如何判断自己的头皮属于哪一类呢？我以自己的感受来给大家说明，希望可以帮助大家做出简单的判断。

- **油性头皮**：晚上洗头后，隔天下午就出现油腻感者。

- **干性头皮**：晚上洗头后，隔3天以上头皮仍保持干爽，不会感到油腻不适者。

- **中性头皮**：晚上洗头后，隔天对油脂没有明显感受，但若两天以上不洗头，则会有明显油腻感。

洗、护产品的正确使用方法

洗头方式：头发充分湿润后，洗发水先在手上搓揉起泡，均匀涂抹在头皮上，从发根往下清洗头发。若是长发要避免将长发盘至头顶，以免造成头发打结。另外，使用护发产品的方式为：将产品放在手掌分散均匀后，可用手指或宽齿梳子，由下往上涂抹。

专家教你挑选洗护产品关键知识

如何依据不同头皮性质及发质来挑选洗护产品，至今仍没有科学上的数据作为参考，一般只会根据表面活性剂的种类和内含的调理成分来选择。对于消费者而言，主要是根据自己的需求来选择洗护产品，但是在商品架上常常看到洗护产品标示着中性（一般正常）、干性、油性或受损发质适用，甚至还有更多的区分如：头皮净化洗发水、修护洗发水、护色洗发水、保湿、蓬松、控油功能等，琳琅满目的护发产品真让人昏头。

但是市面上的产品真都名副其实吗？对号入座购买即可吗？身为消费者要更聪明，只要具备基本的选购知识就会买对。接下来，我会整理出一般原则，协助大家选用适合自己的产品。

干性头皮者，聪明买

此类型的人，因头皮比较干，为了避免过度洗净油脂、破坏头皮角质层，所以要选用较温和含两性表面活性剂混合阳离子聚合物的洗发水，以防止洗后头皮紧绷、头发干涩、不好梳理。若是中长发者，可再加强使用免洗型护发产品，加强头发光泽、强度。

从未烫染的干性头皮、干性发质者，这样选

每天或每两天洗一次头，并且使用冲洗型护发乳。

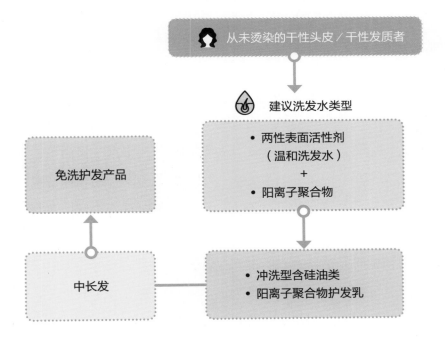

从未烫染的干性头皮／干性发质者

建议洗发水类型

- 两性表面活性剂
  （温和洗发水）
  +
- 阳离子聚合物

免洗护发产品

中长发

- 冲洗型含硅油类
- 阳离子聚合物护发乳

头皮容易干痒，是否有简单的解决方法

头皮干痒困扰常见于老年人，如果只是单纯的缺水缺油，可以使用头皮保湿调理产品，若无法获得，可直接涂抹温和的脸部保湿水或保湿霜。

一般头皮、一般发质者，聪明买

此类型的使用者，通常没有或比较少烫染，头皮及头发相对健康，一般正常清洁头皮即可。遇到特殊状况，如气候变化时，比如特别干燥或潮湿、大量户外活动时，可以适当调整洗发水的使用次数或频率。

头发可以天天洗吗？一天洗几次

这和每个人的头皮油脂分泌量多少，以及所处环境（例如工作环境）的空气污染、落菌量、落尘量都有关，很难一概而论。

头发如果十分浓密、发量多，或是留长头发，比较容易藏污纳垢，如果原本泡沫丰盈的洗发水，洗到油腻肮脏的头发，会有搓不出泡泡的感觉，这时就可以知道洗发水已经不够力量了。因此，第一次只能够算是清洗发丝，非得二次清洁，才足以清洁头皮。更不用说常常涂抹发蜡、发胶等造型品的人，可能得多洗上几次。

此外，对于深居简出、头皮干燥的人，有时七天不洗头也不觉得有油腻异味，适度的皮脂还能保护头皮健康，因此，几天洗一次头发，完全要根据自己的实际情况处理。

一般头皮、一般发质者，这样选

洗发时，视需要可重复清洗两次。温暖潮湿的天气可每天洗头，干冷天气则弹性减少洗头频率。建议至少一星期使用一次护发产品。

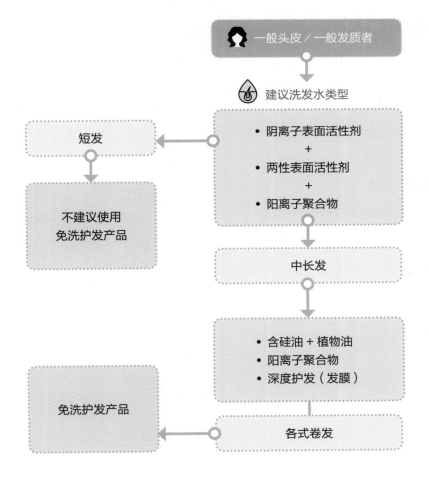

一般头皮／一般发质者

建议洗发水类型

短发

不建议使用
免洗护发产品

• 阴离子表面活性剂
+
• 两性表面活性剂
+
• 阳离子聚合物

中长发

• 含硅油＋植物油
• 阳离子聚合物
• 深度护发（发膜）

免洗护发产品

各式卷发

油性头皮、油性发质者，聪明买

这类型的使用者，最需要注意的是充分清洁头皮和发丝，以免过多油脂混合角质代谢物及灰尘堵塞毛孔，或是清洁不够，让发丝看起来没有光泽、厚重、有黏腻感。因此，需要使用洗净力较好的阴离子表面活性剂为基础的洗发水。洗发时，如果发现搓揉后泡沫太少，则表示洁净力不够，需要再洗一次，把头发彻底洗干净。

从洗发的泡沫多少，可以知道有没有洗干净吗

泡沫多寡与洗净力其实并没有绝对关系，而是与产品添加的表面活性剂种类、比例有关。通常阴离子表面活性剂的泡沫较多，只是多数人难免都将"有没有起泡"当作是否洗干净的指标。

近年来革命性的清洁观念，是把洗发产品做成不起泡的头发或头皮清洁液。不添加表面活性剂的清洁液，成分相对单一，毕竟容易敏感的人可能对表面活性剂过敏。但是，消费者几十年来早已养成"有泡泡"的清洁习惯，一时难以改变。

油性头皮、油性发质者，这样选

洗发时，需要重复清洗两次，不建议使用任何免洗护发产品。

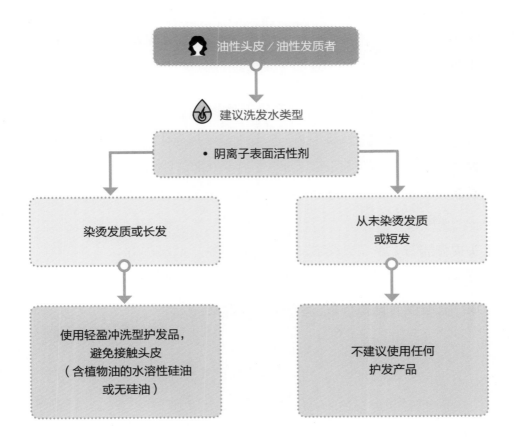

油性头皮／油性发质者

建议洗发水类型

• 阴离子表面活性剂

染烫发质或长发

从未染烫发质
或短发

使用轻盈冲洗型护发品，
避免接触头皮
（含植物油的水溶性硅油
或无硅油）

不建议使用任何
护发产品

油性头皮、干性发质的染烫发者，聪明买

这类使用者需要彻底清洁头皮，但更要注意，因为头发已经受损，若使用清洁力较强的洗发水，头发的状况会更糟。所以，需要使用较高阶的护发品，步骤会比一般人复杂。若发尾有分叉现象，可在发尾部位加强使用一般为霜类、油脂及营养成分含量较高的护发产品。

头皮和发丝的清洁保养是否应该分开处理

头皮和发丝的性质不同，应分别清洁保养比较恰当，尤其是毛鳞片受损、梳不开的干燥断裂发，必须先把毛鳞片理顺，让发丝表面光滑，以免发梳过度摩擦拉扯，加重受损。顶着一头枯发，做什么造型都不漂亮。

润滑发丝的美发保养品，以滋润、修护毛鳞片为主，会在发丝表面形成涂层，如果把它抹在头皮上，油腻滋润的成分将堵塞毛孔，改变头皮菌群生态，引发头皮问题。

油性头皮、干性发质的染烫发者，这样选

需要经常清洁头皮及润滑保养发丝，
建议至少一个月要使用一次深度清洁洗发水。

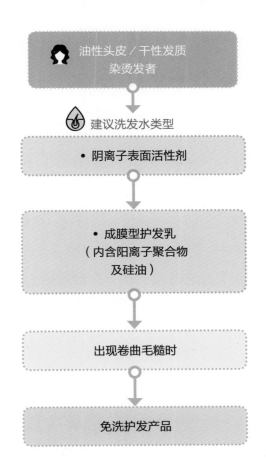

油性头皮／干性发质
染烫发者

建议洗发水类型

• 阴离子表面活性剂

• 成膜型护发乳
（内含阳离子聚合物
及硅油）

出现卷曲毛糙时

免洗护发产品

过度染烫发质者，聪明买

此类型的人，因为重复染烫，头发变成多孔状脆弱、打结、易断裂，所以要使用较温和的洗发水。洗后，需要配合使用冲洗型的护发品。最后，还需要使用免洗型的产品，以加强养护过度脆弱的发丝。

经常吹整染烫的受损发，该如何保养

答案通常只有四个字，那就是"回不去了"！

头发是从毛囊里冒出来的成熟角质细胞，当它冒出头皮，就已经是角质化的死细胞，无法给予营养修复与再生，唯一的补救办法，只是在表面受损的毛鳞片加上"涂层"，让发丝看起来光亮，摸起来柔顺，达到视觉的美观和触觉的舒适。所以，"不破坏"才是最高的保养准则。

经常染烫发质受损最严重，现代人不染发烫发可能十分困难，只能做到不过度染烫、勤保养，才能拥有一头亮发！

过度染烫发质者，这样选

过度染烫者因头发受损严重，不建议使用洁净力太强的洗发水。
以手指梳头，并搭配使用成膜型产品，
有助于避免头发断裂，建议一星期进行一次深度护发。

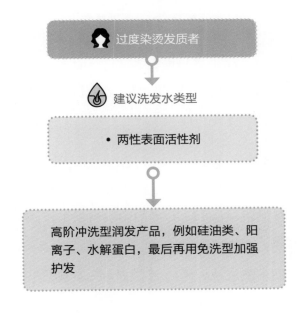

过度染烫发质者

建议洗发水类型

• 两性表面活性剂

高阶冲洗型润发产品，例如硅油类、阳
离子、水解蛋白，最后再用免洗型加强
护发

油性头皮怎么处理

若是油性头皮，处于潮湿环境，可能需要每天清洁，视头皮出油状况，调整
洗头频率。

头皮屑、脂溢性皮炎者，聪明买

此类型的使用者，通常需要选用含药物的抗屑洗发水，一般人总以为是因为油脂分泌旺盛，导致马拉色菌增殖所致，所以总想着要将油脂洗干净，殊不知很多是因为头皮太干、角质层受损引起的。

所以若只是见到"抗屑洗发水"就购买，完全忽略头皮状况的话，干性头皮的人选用了含阴离子表面活性剂的洗发水，就会出现头皮越洗越痒、头皮屑越来越多的情况。所以，选择的重点在于判断自己的头皮属性，才不会越用越糟。

皮肤科医师推荐肥皂洗头最实在，是真的吗

使用洗衣服的肥皂洗头，对头皮干燥、敏感的人来说有一定刺激性，而且一般肥皂呈碱性，长期使用会破坏表皮的弱酸性，降低表皮的屏蔽功能，改变菌群，容易造成头皮问题。

当然，我们不能忽视人体的适应能力，如果长年习惯用肥皂洗头，头皮调节适应性很好，持续使用并无不可。头皮敏感的人，用昂贵的产品也未必受用，因此这是个人使用习惯与耐受条件问题，没有绝对定论。

头皮屑、脂溢性皮炎者的头发照护建议

含抗霉菌药物酮康唑，水杨酸，
吡硫锌洗发水（可每天使用）

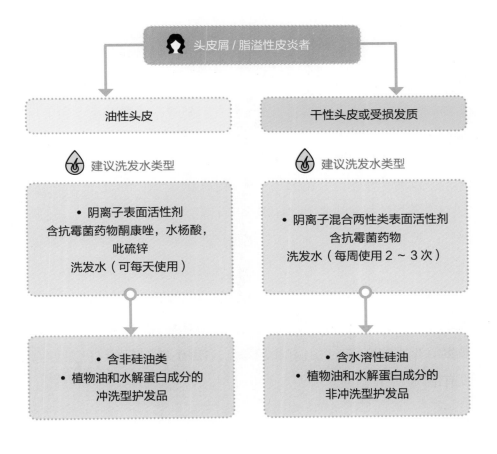

头皮屑 / 脂溢性皮炎者

| 油性头皮 | 干性头皮或受损发质 |

建议洗发水类型

- 阴离子表面活性剂
含抗霉菌药物酮康唑，水杨酸，
吡硫锌
洗发水（可每天使用）

建议洗发水类型

- 阴离子混合两性类表面活性剂
含抗霉菌药物
洗发水（每周使用 2 ～ 3 次）

- 含非硅油类
- 植物油和水解蛋白成分的
冲洗型护发品

- 含水溶性硅油
- 植物油和水解蛋白成分的
非冲洗型护发品

▋后记

"减·检·简"头皮保养经验谈

在第一章，我有提出"头皮健康生态法则3-3-3"的观念。

- 3个打造头皮基础健康力→

  菌群平衡力、皮脂膜防御力、组织复原力

- 3个修复头皮关键组织力→

  角质层保水力、皮脂腺顺畅力、毛囊再生力

- 3个落实友善头皮行动力→

  友善头皮第一步要施展"减法力"

  选择养护头皮产品必须具备"检视力"

  维护健康头皮需要的是"简单力"

从本书一开始，我从头皮的共生菌（微生物菌落）以及头皮细胞的生理特性（组织结构）方面讨论二者如何良性互动、共筑出平衡的"生态圈"，也试图提供根本解决各种头皮问题的终极方法。

除了传达知识外，最重要的还是要让消费者能回归日常生活，做对事，这才是这本书最重要的精神，因此，我认为对头皮最友善的做法就是"减·检·简"。

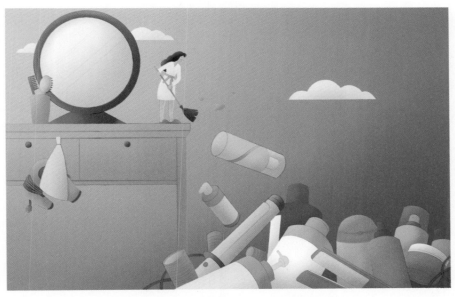

有没有曾经买了一堆洗护产品，最后却堆在浴室角落里的经历？有可能用了不习惯、不喜欢，也有可能根本不适合自己。其实，头发的呵护不麻烦，清楚自己的头皮属性，用最少的成分、最简单的保养程序，就能给头皮最好的照护，自然能拥有一头健康乌黑的秀发

- **减法哲学**：搞定头皮或头发，尽量减少使用发胶、发蜡、烫发、染发等繁复手段。

- **检视哲学**：首先要检视自己的头皮状态，对自己的头皮越了解，你越会发现头皮需要的真的不多。其次，你才能针对自己的头皮属性去检视产品标识，选择适合自己的产品，让自己用得安心又省钱，与其买贵不如买对，才是对头皮最好的照顾方式。

- **简单哲学**：少就是多，成分越简单对头皮越无害，发质才会再现健康。

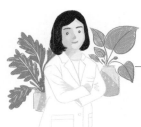

细胞分子生物学博士
头皮健康"扫盲"

落实友善头皮行动力："减·检·简"

→行动力①：友善头皮第一步要施展"减法力"
　　　　　少即是多，减轻头皮负担是上上策

→行动力②：选择养护头皮产品必须具备"检视力"
　　　　　学会检视筛选关键成分的能力

→行动力③：维护健康头皮需要的是"简单力"
　　　　　例行简单洗头、简单保养，头皮烦恼不再，
　　　　　还你乌黑秀发

图书在版编目（CIP）数据

头发保卫战 / 黄琇琴著 . — 北京：中国轻工业出
版社，2025.1

ISBN 978-7-5184-3552-4

Ⅰ . ①头… Ⅱ . ①黄… Ⅲ . ①头皮—保健
Ⅳ . ①R758.71

中国版本图书馆 CIP 数据核字（2021）第 117885 号

责任终审：高惠京　　　　　设计制作：锋尚设计
责任编辑：付　佳　　　　　责任校对：晋　洁　　责任监印：张京华

出版发行：中国轻工业出版社（北京鲁谷东街 5 号，邮编：100040）

印　　刷：北京博海升彩色印刷有限公司

经　　销：各地新华书店

版　　次：2025年1月第1版第6次印刷

开　　本：710×1000　1/16　印张：10

字　　数：180千字

书　　号：ISBN 978-7-5184-3552-4　定价：58.00元

邮购电话：010-85119873

发行电话：010-85119832　010-85119912

网　　址：http://www.chlip.com.cn

Email：club@chlip.com.cn